근육에 힘 좀 빼고 삽시다

# 근육에 힘 좀 빼고 삽시다

평생 통증 없는 몸을 만드는 하루 5분 근육 풀기

**사토 세이지** 지음 **최말숙** 옮김

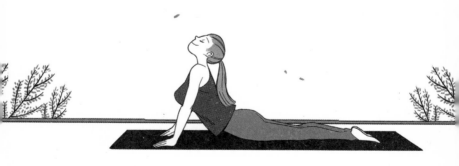

포레스트북스

어깨가 결리거나 허리가 아플 때 주무르거나 두드려서
는 안 된다. 마사지를 받아서도 안 되고, 몸을 늘려주는
스트레칭을 해서도 안 된다. 근육 트레이닝을 해도 쉽
게 피로감을 느끼기는 마찬가지다. 기본적으로 운동은
권장하지 않는다. 어깨 결림이나 요통이 있을 때 통증
부위의 근육을 아주 약한 힘으로 만지고 흔들며 호흡을
가다듬으면 통증은 바로 해소된다.

이런 이야기를 처음 듣는 사람들은 적잖이 당황했을
것이다. 어쩌면 터무니없는 이야기라고 생각할지도 모
른다. 하지만 전혀 근거 없는 이야기가 아니다. 나는 치
과 의사로서 오랫동안 턱관절증 치료에 매진해왔다. 자
세한 내용은 본문에서 다루겠지만 의사로 일하며 시행

착오를 되풀이하면서 인체 구조의 비밀, 근육의 까다로운 성질, 턱관절이 전신에 미치는 영향 등에 대해서 알게 되었다.

근육과 뼈에서 발생하는 통증을 없애는 가장 간단한 방법은 몸의 균형을 회복시키고 체내의 '물'의 순환을 좋게 하는 것이다. 여기서 중요한 점은 근육을 단련시키는 것이 아니라 풀어줘야 한다는 점이다.

나는 뭉친 근육을 풀어줘 통증을 해소하고 몸의 균형을 바로잡는 방법으로 '사토식 림프 케어'를 고안하고 이를 '근육 풀기'라고 이름 지었다. 사토식 림프 케어를 널리 알리기 위해 전국 곳곳에서 매달 무료 강연회를 열고 있다. 강연회를 개최한 횟수는 1500회를 넘었고

참가자는 약 5만 명에 달한다. 지팡이 없이는 걷지 못하던 고령의 여성이 강연회에 참석해 사토식 림프 케어를 직접 해본 후 지팡이를 버리고 집에 돌아간 적도 있다. 일본뿐만 아니라 한국, 미국, 캐나다, 이탈리아, 중국, 태국 등에서도 강연회를 열고 있으며 지도자 양성에도 힘쓰고 있다.

이 책은 최신의 성과를 바탕으로 쓰였다. 통증을 쉽게 해소하는 방법은 물론이고 건강을 관리하는 방법, 올바른 자세를 만드는 방법 등에 대해서도 소개한다.

인간의 몸은 원래 훌륭한 능력을 갖추고 있다. 100점 만점에 100점짜리 몸인 것이다. 따라서 새로운 뭔가를 얻으려고 하기보다는 100점짜리 몸을 어떻게 그대로 유지할지를 고민하는 것이 더 중요하다.

이 책을 읽은 독자들이 질병 없이, 통증 없이, 고민 없이 활기차고 멋진 나날을 보낼 수 있기를 진심으로 바란다.

**사토 세이지**

**차례**

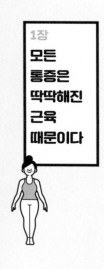

**1장**
**모든
통증은
딱딱해진
근육
때문이다**

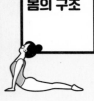

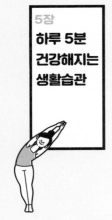

**5장**
**하루 5분
건강해지는
생활습관**

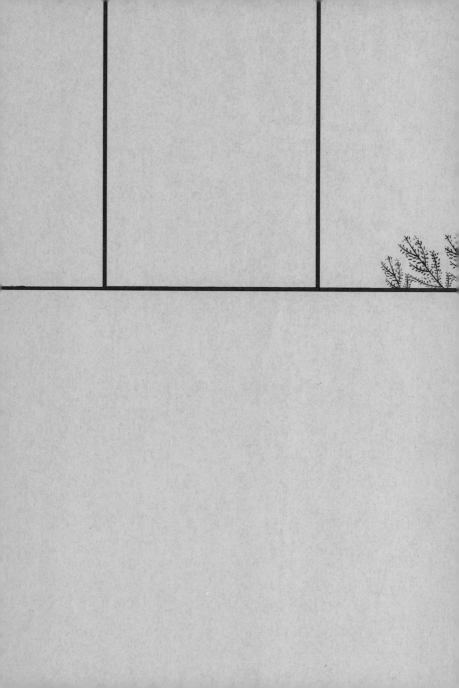

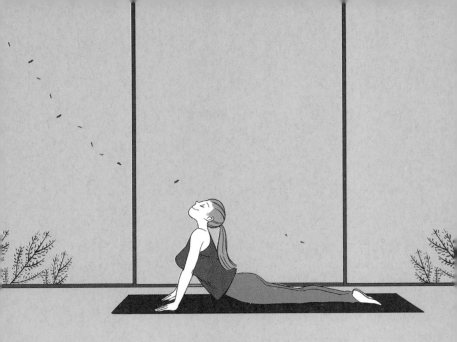

# 1장

# 모든 통증은 딱딱해진 근육 때문이다

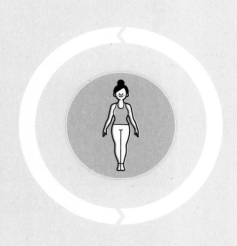

# 어깨는 두드리거나 주무르지 마라

아이를 키우는 부모라면 누구나 한 번쯤은 '어깨 주무르기 이용권'을 받아본 경험이 있을 것이다. 5월이 되면 아이가 유치원이나 학교에서 만든 어깨 주무르기 이용권을 부모에게 건네며 고사리 같은 손으로 엄마 아빠의 지친 어깨를 위로하듯 토닥토닥 두드려주던 기억이 있을 것이다.

하지만 부모의 어깨를 두드리는 행위를 의학적인 관점에서 보면 그리 권장할 만한 것은 아니다. 사실 부모의 뭉친 어깨를 풀어주려는 아이의 효심이 어깨 결림을 해소하기는커녕 더욱 악화시킬 수도 있다. 그 이유는 무엇일까?

일본 후생노동성의 '2016년도 국민생활 기초조사'에 따르면 질병이나 부상으로 인해 어깨와 허리 등에 통증을 느끼는 사람은 인구 1000명당 305.9명에 달한다고 한다. 남성에게 가장 많이 나타나는 증상은 요통이고 그다음은 어깨 결림이다. 여성의 경우는 어깨 결림이 가장 많고 요통이 그 뒤를 잇고 있다. 후생노동성의 조사로 상당수의 사람이 어깨 결림이나 요통에 시달리고 있다는 사실을 알 수 있다.

여러분은 어깨가 결리거나 허리가 아플 때 어떻게 대처하는가? 자신의 손으로 어깨나 허리를 두드리거나 주물러 보고 그래도 증상이 개선되지 않으면 마사지사의 손을 빌려 두드리거나 주무르는 사람이 많을 것이다. 즉 대부분의 사람이 어깨나 허리를 두드리거나 주물러서 통증을 해소하려고 한다.

젊었을 때부터 허리 통증에 시달리던 나 역시 허리가 아플 때마다 두드리고 주물렀다. 마사지도 많이 받았지만 요통에서 해방될 수 없었다. 태국에 가서 태국 전통 마사지를 받은 적도 있는데, 요통이 호전되기는커녕 자리에서 일어나지도 못할 정도로 악화되었다. 그렇다고 마사지에 기술적인 문제가 있었던 건 아니다.

자세한 내용은 뒤에서 설명하겠지만 어깨 결림이나 요통이 심할 때 마사지를 받으면 오히려 증상이 악화되어 근육이 딱딱하게 굳거나 손상을 입는다. 마사지는

인체 구조와 근육의 특징을 무시하는 행위다. 안타깝게
도 효도의 상징인 어깨 주무르기 또한 마사지와 크게
다르지 않다.


## 스트레칭은 근육을 딱딱하게 만든다


───── 스트레칭이란 근육을 늘리거나 잡아당기는 운
동을 말한다. 한국에서는 1980년대 후반, 일본에서는
1980년대 초반부터 널리 보급되었다. 근육의 유연성을
높여 관절의 가동 범위를 넓히는 것 외에도 많은 효과
를 볼 수 있다.

스트레칭으로 근육을 쭉 펴주면 그 순간에는 시원해
서 기분이 좋을지도 모른다. 하지만 그 시원함은 일시
적인 것이다. 장기적으로는 아픈 부위를 마사지하는 것
과 마찬가지로 인위적으로 근육을 늘리거나 잡아당기
면 근육이 딱딱하게 굳거나 손상을 입게 된다.

'시원해서 기분이 좋다'는 감정에 현혹되어서는 안

된다. 좋은 기분이 우리의 몸과 마음에 좋은 영향만 미친다면 기분을 좋게 만들어주는 마약 또한 몸에 이로운 것이 된다.

그렇다면 몸에 좋지 않은 스트레칭이 왜 여전히 어깨 결림과 요통 치료의 주류를 이루고 있을까? 그것은 많은 사람이 인체 구조와 근육의 성질에 대해 잘못 알고 있기 때문이다. 잘못된 상식이 각인된 것이다.


## 운동을 하면 수명이 늘어날까?


—— 운동이 건강에 좋다는 말은 오래된 상식인데 이 말은 '몸을 움직이지 않는 것은 건강에 나쁘다. 그러므로 몸을 움직이는 운동은 건강에 좋다'는 사고에서 유래했다.

그런데 정말 운동은 몸에 좋을까? 치과 의사로서 말하자면 말도 안 되는 오해다. 운동은 연소다. 연소란 산소를 들이마셔 영양소를 에너지로 바꾸고 산화물을 배출하는 것이다. 우리가 숨 쉬며 살아가는 것 자체가 연소다.

그럼 연소는 몸에 좋은 것일까? 예를 들어 방 안에서 연탄불을 피운다고 가정하면 어떻게 될까? 환기가 안 되는 방에서 연탄불을 피운다면 그 안에 있는 사람은 일산화탄소 중독으로 죽고 만다. 그래도 연탄불을 피우고 싶다면 흡기와 배기에 신경을 써야 한다. 창문을 열어 산소를 실내로 유입시키고 일산화탄소를 밖으로 배출시키면 된다. 이는 이론상의 이야기일 뿐 일산화탄소 중독의 위험성을 생각한다면 실제로 방 안에서 연탄불을 피우기는 어렵다. 실내에서 안전하게 연탄을 피우고 싶다면 연소된 가스가 밖으로 배출되도록 연통이 달린 난로를 설치하면 된다.

하지만 연탄불과 위험은 떼려야 뗄 수 없는 관계이기 때문에 연탄을 많이 연소시키는 것보다 흡기와 배기를 제대로 해서 안전하게 연소시키는 것이 중요하다. 난로에 달린 연통과 환기구를 청소하는 것 또한 중요하다.

우리 몸도 마찬가지다. 운동을 해서 에너지를 많이

연소시키는 것보다 흡기(산소)와 배기(이산화탄소)를 제대로 해서 안정적으로 연소시키는 것이 중요하다.

아직 소수이기는 하지만 운동이 몸에 나쁘다는 사실을 깨닫기 시작한 학자들도 있는 듯하다. 오츠마여자대학교 교수인 오사와 세이지도 그중 한 사람이다. 오사와 교수 연구팀이 실시한 조사에 따르면 운동을 자주 하는 체육 계열 사람과 운동을 잘 안 하는 문·이과 계열 사람의 수명을 비교한 결과 체육 계열 사람의 수명이 약 6년이나 짧았다고 한다.

운동하는 것보다 중요한 것은 근육이 펌프로서의 기능을 완수하고 있느냐다. 그런데도 에너지를 소비하는 것이 중요하다고 착각해 너 나 할 것 없이 열심히 운동을 한다. 열심히 운동을 하면 어떻게 될까? 체내 산소가 부족해져 숨이 차고 환기가 안 되는 곳에서 연탄불을 피우는 것처럼 불완전 연소를 일으킨다.

연탄이 불완전 연소되면 독성이 강한 일산화탄소를 배출하듯이 우리 몸에서도 독성이 강한 활성산소를 방출한다. 근육의 펌프 작용이 약하면 활성산소를 몸 밖으로 내보내지 못한다. 그렇게 되면 몸에 쌓인 활성산소가 세포와 혈관을 공격해 병에 걸리게 된다.

우리는 종종 언론을 통해 프로야구 선수, 축구 선수와 같은 운동선수들이 젊은 나이에 갑작스럽게 세상을 떠났다는 소식을 듣곤 한다. 누가 봐도 건강해 보이는 운동선수들이 왜 갑자기 죽을까? 활성산소의 공격을 받았다고밖에 볼 수 없는 사례가 수없이 많다.

지금까지의 이야기로 세상의 상식이 얼마나 잘못되어 있는지 알 수 있을 것이다. 그럼 이제부터는 근육의 올바른 형태(구조)에 대해 설명하겠다.

## 마사지를 받아도 몸이 뻐근한 이유

많은 사람이 마사지를 좋아할 것이다. 나 또한 예외는 아니었다. 아프면서도 시원한 마사지의 매력에 빠지면 좀처럼 헤어나기 힘들다. 하지만 통증을 해소하기 위해 마사지를 하면 근육에 엄청난 일이 벌어진다.

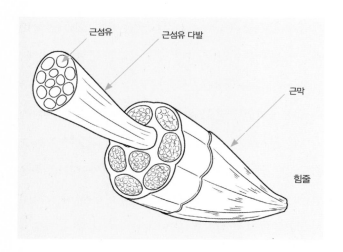

근섬유  근섬유 다발  근막  힘줄

그 엄청난 일이란 무엇일까? 팽팽하게 당겨진 근육의 근섬유가 파열된다. 근육은 가느다란 빨대와 같은 섬유가 다발을 이룬 소시지 같은 것으로 양 끝으로 갈수록 폭이 좁아진다. 소시지를 감싸는 껍질(케이싱)에 해당하는 것이 근막이고, 소시지 안에 들어 있는 고기에 해당하는 것이 근섬유다. 어깨 결림이나 요통은 근육이 팽팽하게 당겨져 생기는 통증을 말한다.

속이 꽉 찬 소시지를 수건 짜듯이 비틀면 껍질이 순식간에 찢어져 소시지 형태를 유지하지 못한다. 이와 마찬가지로 근육을 두드리거나 주무르면 근육을 둘러싼 근막은 찢어지고 근섬유는 파열된다. '아프지만 시원한 마사지'의 정체는 근육의 파열인 것이다.

근육이 파열되면 근육 사이의 체액이 빠져나온다. 팽팽했던 근육 내의 압력이 낮아지면 근육이 부드러워져 시원함을 느낄 수는 있겠지만 빈 공간이 생긴 근육은 그 기능이 저하된다. 그렇게 되면 펌프 작용이 약해져 혈액순환 장애로 이어질 수 있다.

단단한 스테이크용 소고기나 닭다리살을 구울 때 칼등으로 두드리거나 군데군데 칼집을 넣으면 육질이 연해지는데, 이것이 바로 근육의 파열이다. 부드러운 고기를 먹기 위해서는 두드릴 수 있겠지만 사람의 몸은 두드리지 않는 것이 좋다. 그렇다면 우리 몸을 세게 두드리거나 주무르면 어떻게 될까?

마사지를 받은 다음 날 시원하기는커녕 오히려 통증을 느낀 적이 있을 텐데, 이것이 바로 '주무르기의 부작용'이다. 적지 않은 사람이 마사지 후 통증을 좋아질 징조로 여기거나 당연히 아플 수 있다고 생각하는 것 같다. 그런데 정말 그럴까?

부작용이 발생하는 이유는 근육이 파열되었기 때문이다. 이미 말했듯이 마사지는 근막과 근섬유를 손상시킨다. 손상을 입었으니 당연히 통증이 남는다. 이것이 아프지만 시원한 마사지의 정체다.

인체에는 자연치유력이 있어 손상된 조직은 원래대로 회복한다. 그래서 상처가 아무는 것이다. 손상된 근섬유 또한 원래대로 재생되지만 예전보다는 딱딱해진다. 극단적으로 말하면 마사지를 하면 할수록 근육은 딱딱해진다. 뭉친 근육을 풀어주기 위해 하는 마사지가 오히려 역효과를 가져오는 것이다.

게다가 근막이 찢어지면 그 부분에서 근육이 튀어나와 원상태로 회복되지 못하는 경우도 있다. 이것이 만성적인 통증의 원인이 된다. 팔을 들어 올리지 못할 정도로 아파 오십견을 의심했는데 근막이 찢어진 경우도 있었다. 많은 사람이 마사지는 인체에 무해하다고 생각하겠지만 사실은 몸에 마냥 좋은 것만은 아니다.

그럼 어깨가 결리는 이유는 무엇일까? 결림이란 근

육이 수축한 채로 움직이지 못하게 된 상태를 말한다. 건강한 근육은 적당히 움직이면 이완과 수축을 반복한다. 그리고 근육의 펌프 작용으로 체액을 순환시켜 에너지원과 산소를 얻는다. 근육이란 원래 유연한 것이다. 그런데 수축 또는 이완된 상태가 지속되면 근육은 딱딱하게 굳는다. 이처럼 근육이 딱딱하게 굳어 움직이지 못하게 된 상태가 결림이다.

어깨가 결려서 마사지를 받으면 힘이 가해진 근육은 더 딱딱하게 굳고 결림 증세는 더 심해지는 아이러니가 발생하지만 의학적으로는 충분히 있을 수 있는 일이다.

이것으로 어깨 결림이 왜 생기는지 이해했으리라 생각한다. 어깨 결림이 생기는 보다 근본적인 이유는 인체 구조에 있다. 자세한 이야기는 3장에서 하겠지만 사람의 몸은 원통형이고 원통 위에 머리가 올려져 있는 형태다. 성인의 머리 무게는 체중의 약 10퍼센트에 달할 정도로 무겁다. 체중이 60킬로그램인 성인이라면 머리 무게가 약 6킬로그램이 된다. 볼링공이나 수박의 무게와 비슷할 것이다.

힘의 균형만 잘 맞춘다면 종이컵에 6킬로그램 정도의 물건을 올려도 찌그러지지 않을 만큼 원통형은 구조적으로 튼튼하다. 그런데 머리는 몸통의 약간 앞쪽에 달려 있다. 머리를 몸통 전체로 지탱하지 않으면 등 위쪽에 있는 승모근은 항상 당겨진 상태가 된다. 반면 몸통의 뒷면에 있는 척추로 머리를 지탱하려고 하면 몸통 앞뒤에서 머리를 잡아당기는 형태가 된다. 그래서 어깨가 안쪽으로 말린 새우등을 가진 사람이 많은 것이다. 어쩌면 새우등은 머리를 지키기 위한 어쩔 수 없는 자세일지도 모른다.

사실은 어깨 결림의 근본적인 원인도 여기에 있다. 승모근이 항상 당겨진 상태에서 긴장하게 되고 딱딱하게 굳으면 체내의 '물'의 흐름이 나빠져 어깨가 결리는 것이다. 어깨 결림이란 인체 구조가 초래하는 일종의 숙명이라고 할 수 있다.

## 근육이 딱딱하면 피로물질이 쌓인다

_____ 딱딱해진 근육은 어깨 결림이나 요통 외에도 다른 건강상의 문제를 일으킨다. 가장 큰 문제는 체내의 물이 원활하게 흐르지 못한다는 것이다. 우리 몸은 60퍼센트 이상이 수분으로 구성되어 있다. 뇌, 지방, 뼈를 제외한 근육은 80퍼센트 이상이 수분으로 이루어져 있다. 이 물의 흐름이 항상 원활해야 건강한 몸을 유지할 수 있다.

몸 곳곳에는 혈관과 림프관이 퍼져 있으며 물을 운반한다. 세포와 세포 사이에도 체액이 흐르는데, 이 체액이 간질림프다. 간질림프는 혈관에서 나온 산소와 영양소를 포함한 체액이다. 세포에 영양분을 보내고 세포에서 내보내는 노폐물을 배출하는 역할을 한다. 간질림프라는 체액을 순환시키는 것이 근육의 펌프 작용이다. 즉 근육은 심장과 같은 활동을 하고 있는 것이다.

근육이 수축과 이완을 반복함으로써 체액을 원활하게 흡수하고 배출할 수 있으려면 본래의 유연성을 유지해야만 한다. 그렇다면 근육이 딱딱해진 경우에는 어떻게 될까?

근육이 딱딱하게 굳은 상태에서는 체액(간질림프)을 충분히 흡수할 수 없기 때문에 새로운 물이 들어오지 못한다. 그렇게 되면 노폐물을 배출할 수 없어 피로물질이 체내에 쌓인다. 이것이 근육의 '결림'을 부추기는 순환장애다. 순환장애가 일어나면 근육이 영양소와 산소를 충분히 공급받지 못하게 된다. 순환장애라는 것은 습지나 하수가 흐르는 도랑처럼 물이 잘 흐르지 못하는 상태다. 순환장애로 인해서도 결림 증세가 더 심해질 수 있다.

수축한 근육은 쭉쭉 늘려주면 그만이라고 생각한다면 큰 오산이다. '수축'의 반대말은 '신장'이 아니라 '이완'이며 '확장'이다. 다시 말해 근육을 풀어준다는 것은 근육을 부풀리는 것이다. 근육을 늘린다고 해서 부풀지는 않는다. 늘려진 근육은 반사적으로 수축한다. 근육이 딱딱하게 굳었을 때 인위적으로 늘리려고 하면 근육은 수축되어 더욱 딱딱해진다. 스트레칭을 권장하지 않는 이유가 여기에 있다.

그럼 딱딱해진 근육은 어떻게 풀어줘야 할까? 그리고 근육의 유연성을 유지하기 위해서는 어떻게 하면 될까?

## 아기의 부드러운 근육으로 돌아가자

강도가 높은 금속을 장기간 사용하면 균열이 생기는 열화현상이 일어나는데, 이것을 '금속피로'라고 한다. 이 말에서 파생된 말이 '근속피로'다. 근속피로는 오랜 세월 일하느라 심신이 지쳤다는 의미로 사용한다.

근육 또한 근속피로를 느낀다. 보통 30대부터 근력이 떨어지고 근육도 딱딱해진다. 근육이 딱딱해지면 체액이 침투하지 못한다. 수분이 제대로 순환하지 않기 때문에 필요한 산소와 영양소가 근육에 전달되지 못하고 피로물질이 체내에 쌓이게 된다. 앞서 설명한 것처럼 이 악순환이 어깨 결림 등의 통증을 초래한다.

근육의 피로를 풀어주려면 어떻게 하면 될까? 많은 사람이 근육 트레이닝을 떠올릴 것이다. 근육 트레이닝을 하면 확실히 근력이 생긴다. 나이를 먹어감에 따라 저하되는 근육의 기능이 회복될 뿐만 아니라 멋진 몸도 가질 수 있다. 어느 정도까지는 그래도 효과를 볼 것이다. 그러나 30~40대에 근육 트레이닝을 해서 몸을 망가뜨린 사람이 수없이 많다. 어깨 결림이나 통증이 해소되기는커녕 더 심해지는 경우도 많다.

대다수의 사람이 근육 트레이닝이 몸을 망가뜨린다는 사실을 무시하는데, 그 이유는 무엇일까? 근육 트레이닝이란 근육을 크게 만든다는 명목으로 근육을 반복적으로 수축시키는 운동이다. 근육은 수축하면 딱딱해진다. 근육을 단련만 하고 이완시키지 않으면 점점 더 딱딱해진다. 딱딱해진 근육이 몸에 미치는 악영향에 대해서는 이미 언급했다. 결국 활기 넘치는 근육을 만들기 위해서는 근육을 풀어줘야 한다는 이야기가 된다. 그렇다면 어떻게 풀어주면 될까? 그 방법이 내가 고안한 '근육 풀기'다.

나이를 먹으면 당연히 근력은 떨어진다. 그렇기 때문에 근력을 키우지 않으면 몸이 늙는다고 생각해 열심히 근육 트레이닝을 하는 사람이 있는 것이다. 하지만 근력이 있는 것과 노화는 전혀 관계가 없다.

현재까지 노화의 주된 원인으로 여겨지는 것은 세포의 산화와 당화다. 물론 나이가 들면 근육의 기능도 떨어지겠지만 그것이 노화의 직접적인 원인은 아니다. 게다가 근육을 키웠다고 해서 어깨 결림이나 요통이 사라지는 것도 아니다.

실은 하반신 단련이 필수인 경륜 선수들 중에 요통으로 고생하는 사람이 많다. 반면 근력이 부족하더라도 근육이 부드럽게 이완되어 있다면 어깨 결림이나 요통은 발생하지 않는다. 그 증거가 아기의 몸이다. 옛날로 돌아가자고 하면 노인 취급을 받겠지만 다른 건 몰라도 근육만큼은 아기 때의 부드러운 근육이 이상적이다.

만약 근력 감퇴가 어깨 결림 등을 유발한다면 근력이 거의 없는 아기는 어떻게 될까? 어깨 결림 등으로 고생할 것이 뻔하다. 그런데 실제로도 그럴까? 아기는 근육을 단련한 적이 없어 몸이 말랑말랑한데도 어깨 결림이나 요통이 없을 뿐 아니라 피부도 매끄럽고 주름도 전혀 없다. 아기의 부드러운 근육이야말로 가장 이상적인 근육의 모습이다. 그런 부드러운 근육을 되찾을 수 있는 방법이 근육 풀기다. 자, 안심하고 옛날로 돌아가보자.


## 요통은 근육이 약해져서 생기는 게 아니다

───── 이제 근육 트레이닝이 근육을 수축시켜 딱딱하게 만든다는 사실은 누구나 이해했을 것이다. 그런데 너 나 할 것 없이 열심히 근육 트레이닝을 하는 이유는 무엇일까?

어깨, 다리, 장딴지 등의 근육이 결리거나 피로감을 느낄 때 물리적인 힘을 가해 주무르는 경우가 많다. 체내에는 간질림프가 순환하는 시스템이 갖춰져 있기 때문에 근육에 강제적으로 힘을 가하면 몸은 당연히 저항한다(간질림프에 대해서는 3장에서 다시 설명하겠다). 걸음을 멈

추는 개의 목줄을 잡아당겨도 꼼짝도 하지 않는 것과 같다. 털깎기를 무서워하는 양도 마찬가지다. 강제로 움직이게 하면 할수록 더 저항한다. 하지만 목줄을 풀어 자유롭게 해주면 쏜살같이 달려간다.

근육 역시 강제로 힘을 가하면 가할수록 오그라들고 딱딱해진다. 압박을 가하면 오히려 역효과만 난다. 근육에 물리적인 힘을 가하지 말고 해방시키자는 것이 내 주장이다. 근육을 해방시키는 것을 '근육 릴리스'라고 한다. 다른 말로 표현하면 근육을 부풀리는 것이다. 말할 것도 없이 릴리스와 스트레칭은 전혀 다른 것이다.

세상에는 오해와 착각이 난무한다. 요통이 생기면 복근을 단련하라고 말하는 의사가 여전히 많다. 근력 감퇴로 인해 요통이 생긴다면 근력이 거의 없는 아기들은 모두 요통에 시달려야 한다. 그런데 현실은 어떤가? 아기에게는 요통이 없다. 앞서 소개한 후생노동성의 조사에 따르면 요통을 앓는 비율은 여성보다 근력이 강한 남성이 높았다. 참고로 남녀별 상위 다섯 가지 자각증상 중 요통이 차지하는 비율은 남성이 약 32퍼센트, 여성이 약 29퍼센트였다. 요통은 근육이 약해져서 생기는 것이 아니라 근육이 오그라들고 딱딱해져서 생기는 것이다.

빵빵하게 부푼 소시지를 구부리면 껍질이 쉽게 찢어진다. 그러나 속이 부드러운 소시지는 구부려도 껍질이 찢어지지 않는다. 이와 마찬가지로 근육을 부드럽게 풀어주면 어깨나 허리가 아플 일도, 근막이 찢어질 일도 없다.

근육에 압박이 가해져 요통이 생겼는데 다시 압박을 가하면 요통이 사라질까? 그런 일은 절대 일어나지 않는다.

## 가볍게 흔들기만 해도 된다

지금부터 근육을 부드럽게 풀어주는 방법인 근육 풀기에 대해 살펴보자. 스트레칭도 운동도 아닌 근육 풀기는 아주 약한 힘으로 근육과 그 주변을 넓게 흔들어주면 된다. 구체적인 방법은 2장의 실천편에서 자세히 소개하니 여기에서는 '아주 약한 힘'으로 흔들어준다는 사실만 기억해두기 바란다.

근육은 약한 힘에 반응하는 성질을 가지고 있다. 예를 들어 아이에게 공부하라고 강요하면 오히려 역효과가 나는 것처럼 근육 역시 강한 힘으로 풀어주려고 하면 오히려 딱딱하게 굳는다. 게다가 근육의 명령 계통에는 '수축시켜라'는 있어도 '풀어줘라'는 없다. 자신의 의지로 풀려고 해도 풀 수 없다는 뜻이다. 뭉친 근육을 풀어주기 위해서는 간접적으로 자극하는 수밖에 없다. 이러한 근육의 특성에 대해 알게 된 나는 주위 근육을 움직이거나 약한 자극을 줘서 뇌에 신호를 보내거나 자율신경에 자극을 가해 근육을 풀어주는 방법을 고안했다.

근육은 가볍게 흔들어주면 유연성을 되찾을 수 있는데, 흥미로운 점은 주위 근육을 흔들면 대상이 되는 근육도 흔들린다는 것이다. 나는 이것을 '동기동조'라고 부른다. 모든 근육은 끝과 끝이 이어져 있는데 이는 동기동조와 밀접한 관련이 있다. 근육 풀기는 동기동조

하는 근육의 특징을 활용한 것이다. 동기동조를 이용한
것이야말로 근육 풀기의 진수라고 할 수 있다.


## 격렬한 운동보단 느리게 걷기


＿＿＿＿ 근육 풀기 외에도 근육을 흔들 수 있는 방법이
있다. 운동이라고 할 수 없을 정도로 느슨하고 가볍게
몸을 움직이는 것이다.

현대인이 어깨 결림으로 고생하는 가장 큰 원인은 몸
을 움직이지 않는 데 있다. 컴퓨터가 보급되면서 의자
에 앉아서 일을 하고 쇼핑을 할 수 있게 되었다. 택배를
이용하면 무거운 물건을 집 앞까지 배달해준다. 편리한
세상이지만 그만큼 몸을 움직일 수 있는 기회가 적어져
근육도 사용하지 않게 되었다. 근육을 사용하지 않으면
우리 몸은 어떻게 될까? 가장 큰 문제는 수축과 이완을
반복하면서 일어나는 근육의 펌프 작용이 감퇴한다는
것이다.

그렇게 되면 몸속을 채우고 있는 체액이 원활하게 흐르지 못해 근육이 딱딱해진다. 이미 말했듯이 어깨 결림이나 요통의 주된 원인은 근육의 경직이다. 체액이 정체되면 노폐물이 제대로 배출되지 못해 건강상, 미용상의 문제가 생기기 쉽다.

근육을 사용하지 않으면 몸에 여러 가지 문제가 발생하므로 부지런히 근육을 움직여줘야 한다. 단 아무리 근육을 움직이기 위해서라도 조깅이나 근육 트레이닝과 같은 격렬한 운동은 피하는 게 좋다. 격렬한 운동은 몸에 큰 부담을 줘서 근육을 지치게 하고 수축하게 만든다.

근육에 부담을 주지 않는 운동으로 '슬로우 조깅'을 추천한다. 슬로우 조깅이란 후쿠오카대학의 다나카 히로아키 교수가 제창한 유산소운동으로 일반적인 조깅보다 느리게 걷는 것처럼 달리는 운동이다. 근육을 흔들려면 슬로우 조깅처럼 느슨한 운동이 좋다.

## 힘을 약하게 할수록 효과는 크다

_____ 내가 제시한 '근육을 부드럽게 풀어주는 방법'은 세상의 상식과는 정반대에 가까운 주장이다. 어쩌면 비상식적이라고도 할 수 있다. 내가 청개구리라서 일부러 세상과 반대 방향으로 가려고 하는 것이 아니다. 근육에는 부드러운 힘이 잘 어울린다. 그렇게 주장하는 이유는 내가 치과 의사이기 때문이다.

나는 치과 의사로 일하며 오랜 세월 턱관절증 치료에 매진해왔다. 턱관절증이란 턱을 움직이는 근육과 그 주변에 통증이 생겨 턱이 제대로 움직이지 못하는 증상을 말한다. 턱에 통증이 생기는 것 외에도 턱에서 딱딱 소리가 나거나 입을 크게 벌리지 못하는 것이 주요 증상이다.

턱관절증 치료법은 아직도 확립되지 않았다. 일반적인 치료법은 교합 교정, 턱의 힘을 분산시키기 위한 마우스피스 장착, 딱딱해진 저작근을 풀어주기 위한 마사지 등이 있다. 1996년에 치과를 개업한 이후 병원을 찾

아온 턱관절증 환자들에게 주로 저작근 마사지를 하도록 권유했다. 저작근 마사지로 증상이 개선된 환자도 많았지만 반대로 증상이 악화된 환자 또한 적지 않았다. 하지만 당시에는 그 이유를 몰랐다.

그러던 어느 날 시험 삼아 힘을 빼고 환자의 턱을 마사지해보았다. 그러자 신기하게도 증상이 많이 개선되었다. 힘을 약하게 하면 할수록 효과가 있었다. 이를 통해 딱딱하게 굳은 근육을 풀어주려면 약한 힘으로 자극하는 게 더 효과적이라는 사실을 깨달았다.

신발 끈을 아무리 세게 묶더라도 살살 흔들어주면 매듭이 느슨해지듯이 근육도 약한 힘으로 자극하면 이완된다. 반대로 끈을 쭉쭉 잡아당기면 매듭이 더 단단히 매어지는 것처럼 근육 역시 세게 두드리거나 주무르면 점점 더 딱딱해진다. 이러한 사실로부터 근육 풀기가 탄생했다.

근육을 부드럽게 하는 것과 풀어주는 것이 같다고 생각할지도 모른다. 하지만 둘 사이에는 미묘한 차이가 있다. '근육을 푼다'라고 하면 스트레칭을 하는 것처럼 근육을 늘리거나 주무르는 행위를 연상하게 될 것이다. '근육을 부드럽게 한다'는 것은 얽힌 근육 세포의 섬유를 약한 힘으로 자극해 얽히기 전 상태로 되돌리는 것이다. 살아 있는 사람의 근육은 스테이크용 고기가 아니기 때문에 누르거나 잡아당기거나 두드리면 딱딱하게 굳을 뿐이다. 근육이 손상되면 조금은 부드러워지겠지만 근육 세포가 정말 이완되는 것은 아니다.

## 엄지와 검지 사이 누르기

근육 풀기 외에도 근육을 부드럽게 만들어주는 방법을 하나 더 소개하겠다. 손등 쪽 엄지와 검지 사이에는 합곡이라는 혈자리가 있는데, 이곳을 누르면 통증이 느껴진다. 이것이 이른바 압통점이다.

압통점을 가볍게 만지며 숨을 들이마시고 내쉬는 동작을 4회 반복하고 양손을 오므렸다 펴는 동작을 8회 반복한다. 이 동작을 3세트 실시하면 압통점 부위가 부

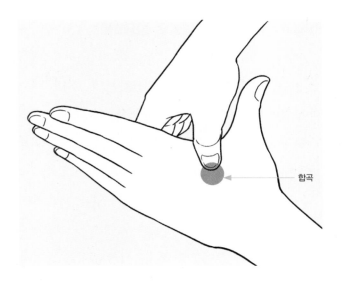

합곡

드러워질 뿐만 아니라 통증도 사라진다.

　다른 어느 부위든 상관없으니 압통점을 찾아 가볍게 만지며 위의 동작을 반복하면 아픈 부위와 그 주변이 부드러워지고 통증도 없어진다. 너무 세게 누르면 효과가 없으니 20그램 이하의 작은 힘으로 가볍게 만지도록 한다. 압통점이 없는 것만큼 좋은 일도 없으니 통증이 느껴지는 부위가 있으면 위의 동작을 실천해보길 바란다.

## 매일 하는 것보다 안정성이 중요하다

지금까지의 설명으로 근육을 부드럽게 하는 것이 얼마나 중요한지 알았으리라 믿는다. 그리고 격렬한 운동은 물론이고 근육 트레이닝과 스트레칭의 위험성에 대해서도 이해했을 것이다.

하지만 몸을 움직이지 않고 가만히 있는 것도 좋지 않다. 몸을 움직이지 않으면 근육이 펌프 역할을 제대로 해내지 못하기 때문에 체내에서 산화물을 배출하는 기능이 약해진다. 그렇다고 과다하게 연소시킬 필요는 없다. 중요한 것은 '안정성'이다. 앞서 이야기했듯이 방 안에서 연탄을 안전하게 연소시키기 위해서는 흡기와 배기의 균형이 요구된다. 설령 연통이 달린 난로를 사용하더라도 연탄을 너무 많이 연소시키면 불완전 연소를 일으킬 수 있다. 운동에서도 중요한 것은 안정적으로 연소시키는 것이다. 그러기 위해서는 항상 흡기와 배기에 신경을 써야 한다.

그럼 근육 케어는 언제 하면 될까? 연통 청소는 언제

든 할 수 있다. 아침이든, 저녁이든, 난로를 사용하기 전
이든, 사용한 후이든 상관없다. 하루에 네 번 청소하는
것도 괜찮다.

　근육 케어도 이와 마찬가지로 언제 하든 상관없다.
생각날 때마다 하는 것이 중요하다. 매일 하는 게 가장
좋지만 연통 청소처럼 하루에 한 번, 일주일에 한 번, 혹
은 한 달에 한 번 하더라도 안 하는 것보다는 나으니 생
각날 때마다 케어를 하도록 하자.

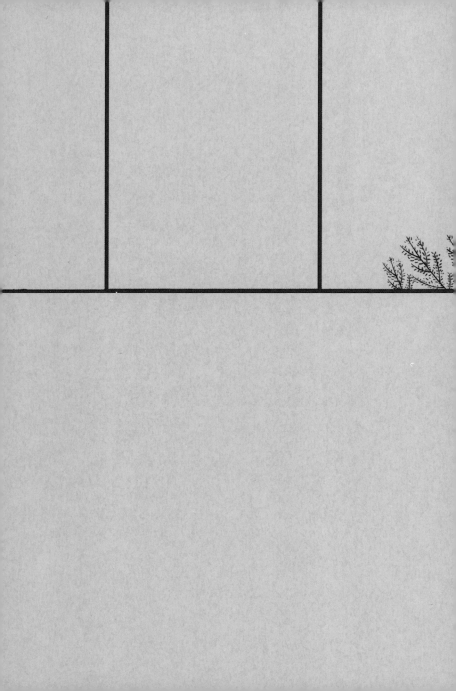

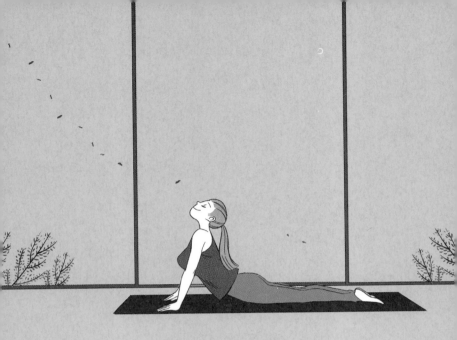

# 2장

# 결림과 통증이 사라지는
# 기적의 체조

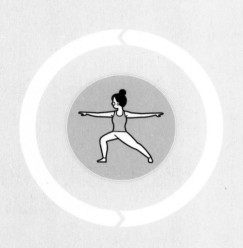

# 근육 풀 때 주의해야 할 8가지

드디어 근육 풀기의 실천편이다. 근육 풀기로 최대의 효과를 얻으려면 지금부터 소개하는 여덟 가지 항목을 잘 기억해두었다가 꼭 실천하길 바란다.

## ① 가볍게 만지기

주무르거나 눌러서는 안 된다. 20그램 이하의 아주 약한 힘으로 가볍게 만지기만 해도 근육은 충분히 부드러워진다.

## ② 흔들기

굳어서 움직이지 않게 된 근육을 끝에서부터 살짝 흔들어주면 다시 움직일 수 있게 된다. 팽팽하게 당겨진 근육을 조금씩 원상태로 되돌리면서 흔들어주면 서서히 이완된다.

## ③ 힘을 줘서 힘을 빼기

근육의 명령 계통에는 '힘을 줘라'는 있어도 '힘을 빼라'는 없다. 다시 말해 자신의 의지로 힘을 빼려고 해도 뺄 수 없다는 뜻이다. 근육을 이완시키기 위해서는 힘을 줘서 힘을 빼는 반동을 이용하는 것이 효과적이다.

④ **숨 내쉬기**

호흡은 근육을 부드럽게 풀어주기 위한 중요한 요소로 작용한다. 숨을 천천히 내쉬면 자율신경 중에서 부교감신경이 우위인 상태가 되어 몸에 힘이 빠진다.

⑤ **균형 잡기**

몸의 전후좌우 균형이 무너지면 근육이 한쪽으로 당겨지기 때문에 과도하게 긴장하게 된다. 그렇게 되지 않으려면 몸이 전후좌우로 대칭을 이루는 원통형이 되도록 의식적으로 균형을 잡아야 한다.

⑥ **동기동조 이용하기**

하나의 조직을 흔들면 이웃한 조직도 함께 흔들리기 시작한다. 이것이 동기동조. 주위의 근육을 부드럽게 풀어주면 대상이 되는 근육도 부드럽게 이완된다.

### ⑦ 부드러운 말 사용하기

어떤 말을 사용하느냐에 따라 몸도 마음처럼 경직 되기도 하고 이완되기도 한다. '말랑말랑', '하늘하 늘'과 같은 말을 의식적으로 사용하면 근육도 점점 부드러워진다.

### ⑧ 주무르거나 누르거나 잡아당기지 않기

위에서 소개한 일곱 가지 기본 동작의 절대 조건은 근육을 주무르거나 누르거나 잡아당기지 않는 것이 다. 주무르면서 흔들거나 스트레칭을 하면서 숨을 내쉬는 동작을 해서는 안 된다. 주무르고 누르고 잡 아당기는 동작은 근육을 수축시킨다. 이와 같은 동 작과 근육 풀기는 물과 기름 같은 사이여서 병행하 면 아무런 효과를 볼 수 없다.

여덟 가지 항목을 실천하며 근육 풀기를 하면 몸이 말랑말랑해지고 통증도 사라진다. 이 중에서 특히 주의 해야 할 항목은 '① 가볍게 만지기'다. 너무 힘을 주면 충분한 효과를 얻을 수 없기 때문이다. 본인은 아주 약한 힘으로 만진다고 생각해도 손에 힘이 들어가는 경우가 많으니 효과가 없을 때는 20그램 이상의 힘으로 만지지는 않았는지 확인해볼 필요가 있다.

# 귓불 돌리기

폭넓은 효과를 기대할 수 있는 만능의 방법이다.
기본적으로는 네 가지 단계를 연속적으로 실시해야 하지만
시간이 별로 없을 때는 한 가지만 해도 효과를 볼 수 있다.
최대한 힘을 빼고 귓불 돌리기를 해보자.

{ 효능 }

어깨 결림 해소, 이명 경감, 두통 경감, 얼굴 처짐 개선,
주름 예방, 소화불량 개선, 호흡 개선, 턱관절증 개선,
침 분비량 증가, 구취 예방, 만성피로 개선, 감염 예방,
면역력 증가, 발음·말더듬·난청 개선

## Step 1-1

# 귓불을 돌린다

귀 아랫부분을 돌려서 저작근과 목 주위를 부드럽게 풀어주는 방법이다. 볼 근육을 이완시키기 때문에 주름 예방에도 효과가 있다.

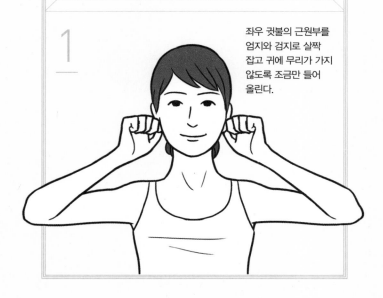

1

좌우 귓불의 근원부를 엄지와 검지로 살짝 잡고 귀에 무리가 가지 않도록 조금만 들어 올린다.

뒤로 빙글빙글 4회 돌린다.
이때 아주 약한 힘으로 돌려야 한다.
겨드랑이를 벌리고 입을 살짝 벌린 듯한 자세를 취하면
불필요한 힘이 들어가지 않아 외측익돌근이 이완된다.

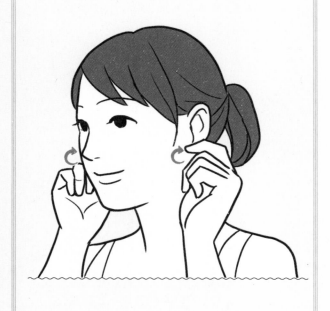

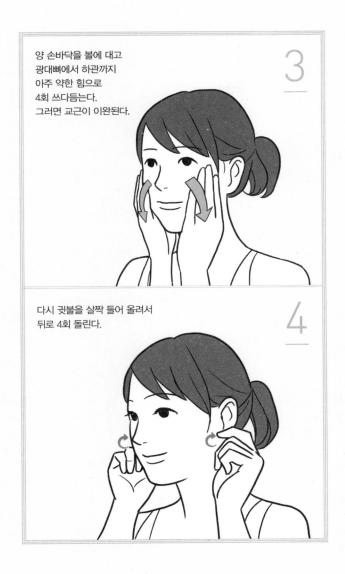

양 손바닥을 볼에 대고
광대뼈에서 하관까지
아주 약한 힘으로
4회 쓰다듬는다.
그러면 교근이 이완된다.

3

다시 귓불을 살짝 들어 올려서
뒤로 4회 돌린다.

4

Step 1-2

# 턱을 흔든다

귓불 돌리기로 부드러워진 저작근을 흔들어 더욱
말랑말랑하게 만든다. 지속적으로 하면 늘어진 턱
살을 끌어올리는 효과도 있다.

5

아래턱을 살짝 앞으로
내밀었다가 뒤로 당기는
동작을 4회 반복한다.

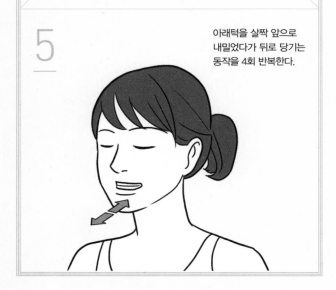

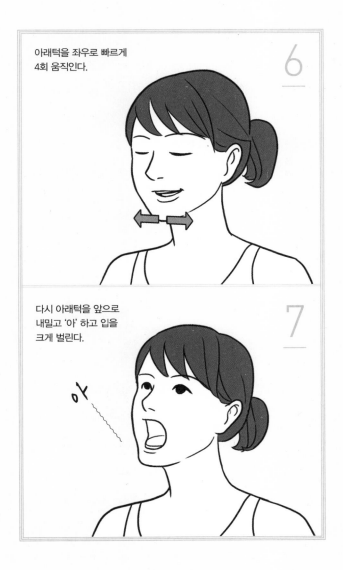

아래턱을 좌우로 빠르게
4회 움직인다.

6

다시 아래턱을 앞으로
내밀고 '아' 하고 입을
크게 벌린다.

7

아

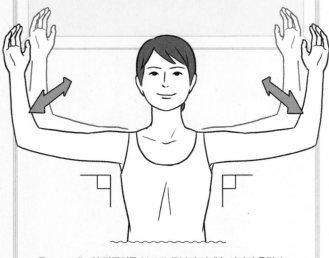

Step 2

# 어깨를 돌린다

귓볼 돌리기의 마지막 단계는 어깨를 돌려 근육을 이완시키는 것이다. 가슴을 펴거나 어깨뼈를 모으면 역효과가 발생하므로 주의해야 한다. 귀를 기점으로 어깨를 움직여서 부드럽게 풀어주자.

8

❶ 양 팔꿈치를 90도로 구부려 어깨 높이까지 올린다.
❷ 손바닥은 안쪽으로 향하게 하고 아래턱은 앞으로 내민다.
❸ 팔꿈치를 앞뒤로 4회 움직인다.

팔꿈치를 뒤로 4회 돌린다. 이때 귀를 기점으로 줄넘기의 줄을 돌린다는 느낌으로 한다. 겨드랑이를 붙이거나 가슴을 펴거나 어깨뼈를 모으지 않도록 주의한다. 이 동작으로 광경근과 대흉근이 이완된다.

9

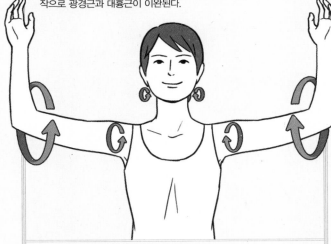

10

1~7을 3세트,
8~9를 1세트 실시한 다음
1~9를 2세트 실시한다.

※ 다만 팔을 돌리는 동작이 서툴러서 통증이 생기거나 자기도 모르게 힘이 들어가는 경우에는 1~7을 10세트만 해도 목과 어깨 근육이 충분히 부드러워지니 너무 무리하지 않도록 한다.

# 한 손 만세

고통스러운 어깨 결림을 순식간에 해결하는
즉효성 있는 방법이다.

---

{ 효능 }

---

어깨 결림과 통증 해소, 목 결림과 통증 해소,
등 결림과 통증 해소, 두피 케어(두피가 부드러워진다),
머릿결이 좋아짐, 모발의 볼륨감이 살아남,
속눈썹의 볼륨감이 살아남, 두통 개선, 피로 개선,
수면장애 개선, 만성피로 개선

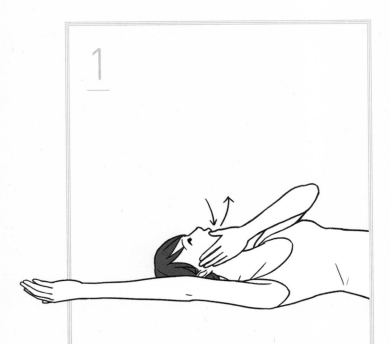

① 바닥에 똑바로 누워서 오른손의 팔꿈치를 편 채로 만세 부르
   듯이 팔을 올리고 손바닥은 안쪽을 향하게 한다.
② 왼손을 오른쪽 볼에 살짝 댄다.
③ 코로 숨을 들이마시고 팔의 힘을 빼면서 입으로 천천히 내쉰
   다. 이때 팔꿈치를 약간 구부려 힘을 뺀다.
④ 다시 팔꿈치를 펴고 ③의 동작을 3회 반복한다. 이 동작으로
   교근이 이완된다.

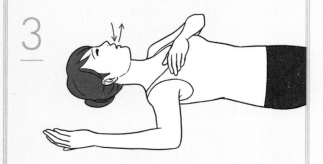

## 2

1과 같은 자세에서 왼손을 목 옆쪽 근육(광경근)에 살짝 댄 채로 코로 숨을 들이마시고 팔의 힘을 빼면서 입으로 천천히 숨을 내쉬는 동작을 3회 반복한다. 이 동작으로 광경근이 이완된다.

## 3

❶ 오른팔이 어깨와 수평이 되도록 올리고 팔꿈치를 90도로 구부린다.

❷ 왼손을 가슴 근육(대흉근)에 살짝 댄 채로 코로 숨을 들이마시고 팔의 힘을 빼면서 입으로 천천히 내쉬는 동작을 3회 반복한다.

❸ 이 동작으로 대흉근이 이완된다.

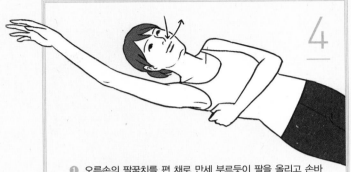

**4**

① 오른손의 팔꿈치를 편 채로 만세 부르듯이 팔을 올리고 손바닥을 바깥쪽으로 향하게 한다.

② 왼손을 오른쪽 겨드랑이 밑(광배근)에 살짝 댄다.

③ 코로 숨을 들이마시고 팔의 힘을 빼면서 입으로 천천히 내쉰다. 이때 팔꿈치를 약간 구부려 힘을 뺀다.

④ 다시 팔꿈치를 펴고 ③의 동작을 3회 반복한다. 이 동작으로 광배근이 이완된다.

**5**

1~4를 3세트 실시한다.
팔을 바꿔 반대쪽도 같은 방법으로 한다.

※ 일련의 동작에 힘이 들어가거나 동작이 서툴러서 통증이 생기면 목과 어깨 근육이나 두피가 부드러워진 것을 실감할 수 없으니 의식적으로 힘을 빼려고 해보자. 동작을 올바르게 실행한다면 놀랄 만큼의 효과를 얻을 수 있다. 똑바로 누운 상태에서는 목과 어깨 근육이 위팔의 근육보다 부드러운 것이 정상이다. 안타깝게도 동작이 올바르지 않으면 아무리 꾸준히 해도 효과는 거의 없다.

# 흉곽근 풀기

림프의 흐름이 원활해지는 방법이다.

{ 효능 }

처진 가슴 개선, 호흡 개선, 자율신경 안정, 혈압 안정

1

① 평평한 바닥에 똑바로 누워서 수건을 가슴 밑에 둔다.
② 오른손을 머리 위로 올린다. 이때 손바닥은 바깥쪽을 향하게 하고 다리는 약간 벌린다.
③ 왼손으로 수건 끝을 잡고 가슴을 세우듯 들어 올린다.
④ 코로 숨을 들이마시고 입으로 천천히 내쉬는 동작을 3회 반복한다.

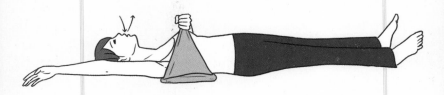

2

오른쪽 다리를 바깥쪽으로 8회, 2세트 흔든다.
광배근을 흔들면 전신이 효율적으로 이완된다.

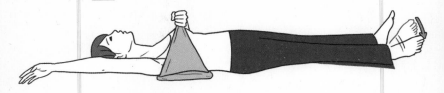

손을 바꿔 반대쪽도 같은 방법으로 한다.

3

# 허리 근육 풀기

허리 살이 빠지는 건 물론
생리통과 같은 여성질환에 좋은 방법이다.

{ 효능 }

허리 살 감량, 어깨 결림과 요통 개선, 위장장애 완화,
자율신경 안정, 생리통과 생리불순 개선, 면역력 증가,
불임증 개선, 우울증 완화

1

① 평평한 바닥에 똑바로 누워서 수건을 허리 밑에 둔다.
② 오른손을 머리 위로 올린다. 이때 손바닥은 바깥쪽을 향하게 하고 다리는 약간 벌린다.
③ 왼손으로 수건 끝을 잡고 배를 세우듯 들어 올린다.
④ 코로 숨을 들이마시고 입으로 천천히 내쉬는 동작을 3회 반복한다.

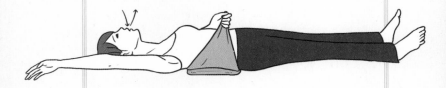

2

오른쪽 다리를 바깥쪽으로 8회, 2세트 흔든다.
요방형근을 흔들면 전신이 효율적으로 이완된다.

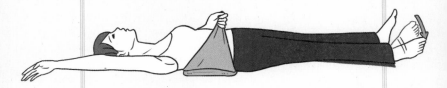

손을 바꿔 반대쪽도 같은 방법으로 한다. 3

# 하반신 근육 풀기

전신 근육이 이완되면서 요통 해소에 좋은 방법이다.

어깨 결림 해소, 요통 해소, 위장장애 완화

1

① 평평한 바닥에 똑바로 누워서 수건을 엉덩이 밑에 둔다.
② 오른손을 머리 위로 올린다. 이때 손바닥은 바깥쪽을 향하게 하고 다리는 약간 벌린다.
③ 왼손으로 수건 끝을 잡고 몸통을 세우듯 들어 올린다.
④ 코로 숨을 들이마시고 입으로 천천히 내쉬는 동작을 3회 반복한다.

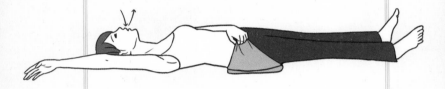

2

오른쪽 다리를 바깥쪽으로 8회, 2세트 흔든다.
대둔근과 중둔근을 흔들면 전신이 효율적으로 이완된다.

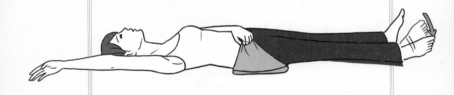

손을 바꿔 반대쪽도 같은 방법으로 한다.

3

**4**

① 수건을 내려 넓적다리 밑에 두고 1처럼 왼손으로 수건 끝을 잡고 들어 올린다. 이때 머리 위로 올린 오른손의 손바닥은 바깥쪽을 향하게 하고 다리는 약간 벌린다.

② 코로 숨을 들이마시고 입으로 천천히 내쉬는 동작을 3회 반복한다.

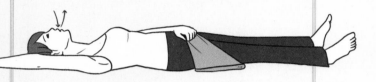

**5**

오른쪽 다리를 안쪽으로 8회 2세트, 바깥쪽으로 8회 2세트 흔든다. 대퇴근막장근과 장비골근을 흔들면 전신이 효율적으로 이완된다.

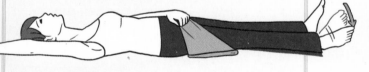

**6**

손을 바꿔 반대쪽도 같은 방법으로 한다.

※ 누워서 다리를 높이 들어 올리거나 일어서서 제자리걸음을 하면 무거웠던 다리가 가벼워진 것을 실감할 수 있다. 모든 동작이 끝날 때마다 다리가 얼마나 가벼워졌는지 확인해보자.

# 의자를 이용한
# 하반신 근육 풀기

고관절이 부드럽게 이완되는 방법이다.

어깨 결림 해소, 요통 해소, 위장장애 완화

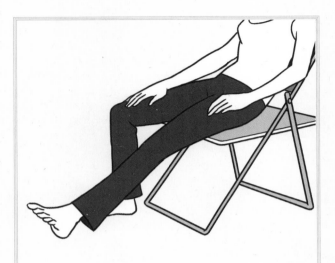

① 의자에 살짝 걸터앉아 다리를 약간 벌린다.
② 왼쪽 다리를 앞으로 내밀어 발뒤꿈치를 바닥에 댄 채로
   발끝을 살짝 들어 올린다.

1

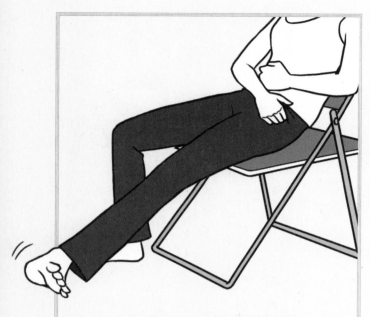

① 오른손으로 왼쪽 다리의 서혜부(바지 바깥쪽 부근)를 잡고
   골반을 세운다는 느낌으로 살짝 들어 올린다. 왼손은 오른쪽
   옆구리에 가볍게 댄다.

② 이 자세를 유지한 채 다리를 바깥쪽으로 흔든다. 이때 왼손
   으로 대요근의 움직임을 확인한다.

③ 코로 숨을 들이마시고 입으로 천천히 내쉬는 동작을 3회 반
   복한다.

2

❶ 2의 자세를 유지한 채 왼손을 머리 위로 올리고 손바닥은 바깥쪽을 향하게 한다.

❷ 발뒤꿈치를 기점으로 하여 다리를 바깥쪽으로 크게 8회, 2세트 흔든다.

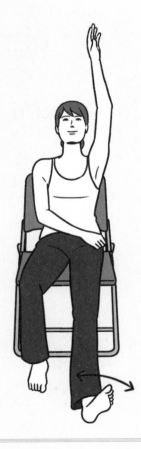

3

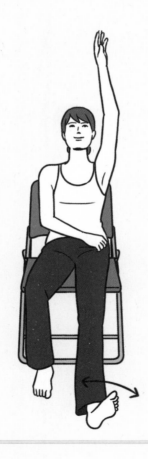

① 3의 자세를 유지한 채 오른손으로 왼쪽 바지 주머니 부근을 잡는다.

② 발뒤꿈치를 기점으로 하여 다리를 좌우로 크게 8회, 2세트 흔든다.

③ 코로 숨을 들이마시고 입으로 천천히 내쉬는 동작을 3회 반복한다.

4

❶ 4의 자세를 유지한 채 오른손으로 왼쪽 넓적다리 부근을 잡는다.
❷ 발뒤꿈치를 기점으로 하여 다리를 안쪽으로 크게 8회, 바깥쪽으로 크게 8회 흔든다. 이 동작으로 고관절과 대요근이 이완된다.

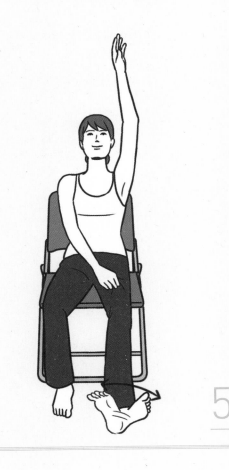

5

# 골반 조정 체조

몸의 측면 라인을 풀어주는 것은
골반 조정 체조의 준비 운동과 같은 것이다.
크로스라인을 풀어주면 대요근이 부드럽게 이완되어
골반의 위치가 바로잡히지만 몸이 경직된 상태에서
갑자기 크로스라인부터 풀기 시작하면
근육이 잘 풀어지지 않는다.

{ 효능 }

요통 개선, 골반 조정, 어깨 결림 개선, 두피 케어,
자율신경 안정, 불면증 해소, 하체 비만 개선,
처진 엉덩이 개선.

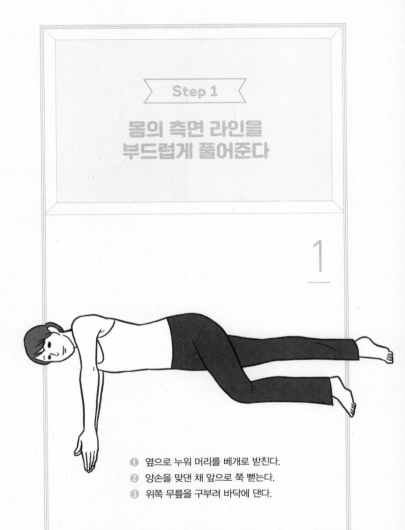

# 몸의 측면 라인을
# 부드럽게 풀어준다

1

① 옆으로 누워 머리를 베개로 받친다.
② 양손을 맞댄 채 앞으로 쭉 뻗는다.
③ 위쪽 무릎을 구부려 바닥에 댄다.

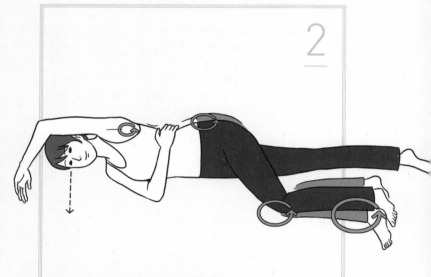

① 위쪽 팔을 머리 위로 올려 귀에 붙인다

② 시선은 정면을 향한다.

③ 아래쪽 손을 위쪽 옆구리에 살짝 올린다.

④ 위쪽 무릎을 바닥에 댄 채 자전거 페달을 밟듯이 8회 돌린다.

⑤ 이 동작을 4세트 반복한다.

3

몸을 돌려 반대쪽도 같은 방법으로 한다.

Step 2

# 크로스라인*을 부드럽게
# 풀어준다

* 다리부터 팔에 걸쳐서 좌우를 가로지르는 라인

1

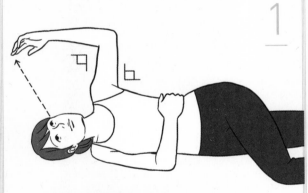

① 옆으로 누워 머리를 베개로 받친다.

② 위쪽 무릎을 구부려 바닥에 댄다.

③ 위쪽 팔꿈치를 90도로 구부리고 어깨를 바깥쪽으로 펴준다.

④ 시선은 위쪽 손의 손가락 끝을 향한다.

⑤ 아래쪽 손을 허리 위(새끼손가락이 골반 위에 얹어지는 위치)에
올린다.

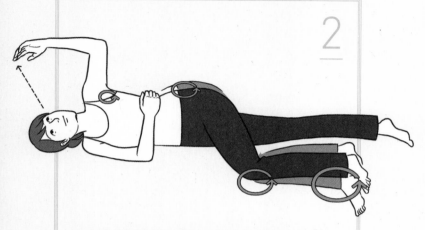

❶ 양 어깨와 골반 좌우 라인으로 'X' 자를 그리듯 몸을 비튼다.
❷ 위쪽 무릎을 바닥에 댄 채 자전거 페달을 밟듯이 8회 돌린다.
❸ 이 동작을 4세트 반복한다. 이 동작으로 상반신(대흉근, 광배근)과
   하반신을 연결하는 골반 주변의 근육(대요근, 장골근, 요방형근)이
   부드럽게 이완된다.

3 몸을 돌려 반대쪽도 같은 방법으로 한다.

   ※ 누워서 다리를 높이 들어 올리거나 일어서서 제자
      리걸음을 했을 때 다리가 여전히 무겁거나 두피가
      부드러워지지 않았다면 힘이 너무 들어갔기 때문
      이다. 최대한 힘을 빼고 다시 시도해보자.

# 공작 체조

등 위쪽 근육이 전체적으로 이완되는 방법이다.

─────────── { 효능 } ───────────

목과 등의 통증 경감,
이완시키기 힘든 근육이 부드럽게 풀어짐

다리를 골반 너비로 벌리고 서서 양팔을 머리 위로 올린다.
손바닥은 바깥쪽을 향하게 한다.

1

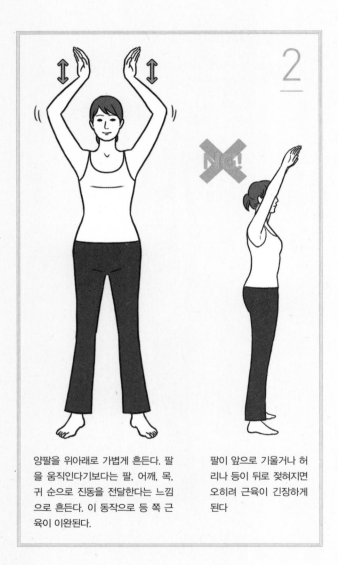

2

양팔을 위아래로 가볍게 흔든다. 팔을 움직인다기보다는 팔, 어깨, 목, 귀 순으로 진동을 전달한다는 느낌으로 흔든다. 이 동작으로 등 쪽 근육이 이완된다.

팔이 앞으로 기울거나 허리나 등이 뒤로 젖혀지면 오히려 근육이 긴장하게 된다

# 무릎 밑 길이 늘이기

허벅지 앞쪽과 옆쪽을 이완하는 방법이다.

① 의자에 앉아 두 주먹이 들어갈 정도로 다리를 벌린다.
② 오른발의 엄지발가락을 바닥에 댄 채 새끼발가락을 들어 올렸다가 천천히 내린다. 이때 무릎이 안쪽으로 기울지 않도록 주의한다.
③ 이 동작을 4세트 실시한다.

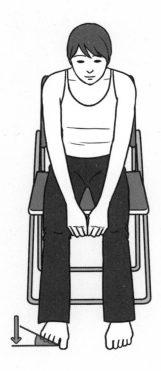

1

① 오른발의 발뒤꿈치를 바닥에 댄 채 발끝을 살짝 올린다.
② 오른쪽 무릎을 양손으로 잡아 고정시키고 안쪽으로 밀듯이 힘을
준다.
③ 손을 풀어 단숨에 힘을 빼면서 오른쪽 무릎을 안쪽으로 쓰러뜨린
다. 그 상태에서 전신의 힘을 뺀다.
④ 이 동작을 3세트 실시한다.

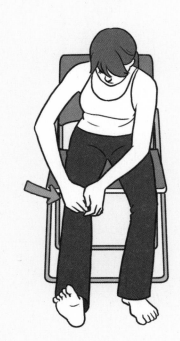

2

① 2와 마찬가지로 오른발의 발뒤꿈치를 바닥에 댄 채 발끝을 살짝 올린다.

② 오른쪽 무릎을 양손으로 잡아 고정시키고 안쪽으로 밀듯이 힘을 준다.

③ 발뒤꿈치를 기점으로 하여 발끝을 최대한 왼쪽으로 기울인다.

④ 손을 풀어 단숨에 힘을 빼면서 오른쪽 무릎을 안쪽으로 쓰러뜨린다. 그 상태에서 전신의 힘을 뺀다.

⑤ 이 동작을 3세트 실시한다. 이 동작으로 신근군(대퇴사두근, 대퇴근막장근)이 이완된다.

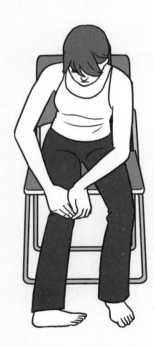

3

무릎뼈 길이와 무릎에서 발목까지의 길이를 좌우로 비교해
보면 오른쪽 무릎 밑 길이가 길어진 것을 확인할 수 있다.

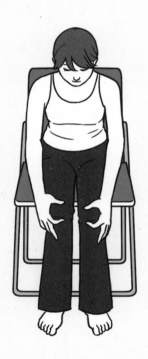

5 일어서서 제자리걸음을 하면 다리가 가벼워진 것을 실감할
수 있다.

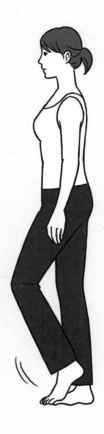

# 말린 어깨 펴주는
# 셀프케어

말린 어깨란 어깨 관절이 안쪽으로 말린 상태를 말한다.
안쪽으로 말린 어깨를 펴주면 어깨와 목의 결림,
두통, 자율신경의 불균형 등이 완화된다.

{ 효능 }

말린 어깨 개선, 어깨 결림 해소, 심폐 기능 회복, 두통 완화

① 목을 오른쪽으로 약간 기울이고 오른손 검지를 왼쪽 귀 밑(아래 턱뼈 끝)에 살짝 댄다.

② 왼손 손바닥은 바깥쪽을 향하게 한다.

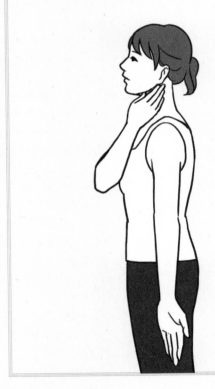

1

심호흡을 3회 실시한다.

# 3

2의 상태에서 왼팔을
앞뒤로 가볍게 흔든다.
이때 오른손으로 왼손의
움직임을 느낀다.

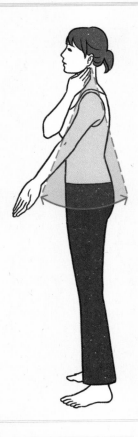

## 4

손을 바꿔 반대쪽도 같은 방법으로 한다. 이 동작으
로 신근과 굴근이 이완된다.

# 5

양팔의 위팔(팔꿈치부터 어깨까지)을 뒤로
빙글빙글 돌리면서 어깨가 가벼워진 것을 확인해본다.

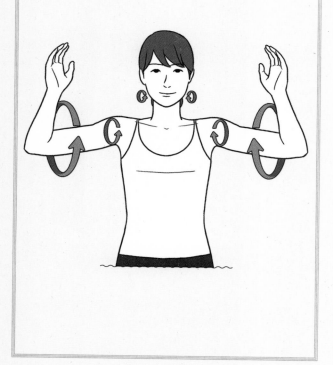

# 골반 교정 케어

골반의 앞뒤 전후가 바르게 교정되는 방법이다.

{ 효능 }

골반 교정, 요통 해소, 하체 비만 개선, 처진 엉덩이 개선,
장내 환경 정비

① 몸 오른쪽에 의자를 두고 오른손으로 의자 등받이를 잡는다.
② 의자 등받이를 잡은 오른손으로 몸을 지탱하면서 왼손으로 왼발을 잡고 뒤로 들어 올린다.

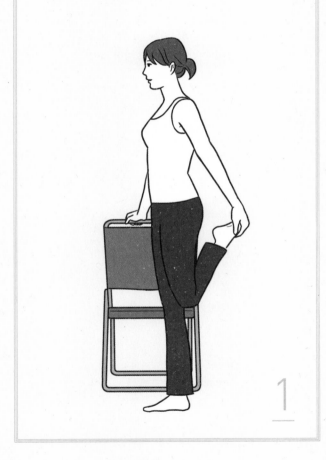

1

1의 상태에서 왼쪽 다리를 앞뒤로 8회 흔든다.

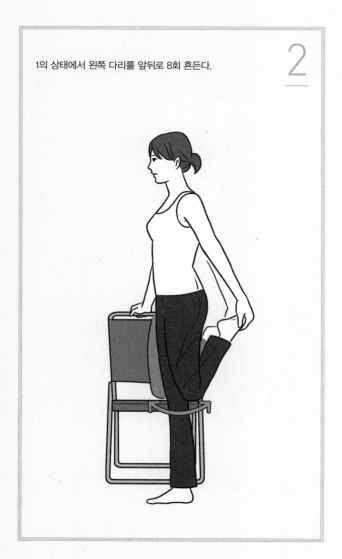

## 3

① 오른손은 의자 등받이를 잡은 채 왼손을 왼쪽 서혜부
에 가져다 댄다.

② 왼쪽 다리를 약간 앞으로 내밀어 발뒤꿈치를 바닥에
댄 채 발끝을 살짝 올려서 좌우로 8회 흔든다.

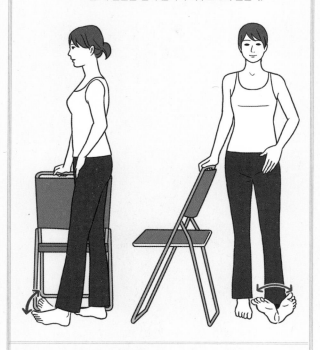

## 4

1~3을 4세트 반복한다. 다리를 바꿔 반대쪽도 같은
방법으로 한다. 이 동작으로 대요근이 이완된다.

# 어깨뼈 주변 근육 풀기

어깨뼈의 가동 범위를 넓히고 근육을 이완하는 방법이다.

{ 효능 }

어깨뼈가 부드러워짐, 어깨 결림 완화 및 해소,
팔의 가동 범위 확대, 부상 예방, 등 통증 완화 및 해소,
신체 능력 향상

1 바닥에 옆으로 누워 위쪽 어깨를 위아래로 움직인다. 이때 어깨뼈를 의식하지 말고 귀를 기점으로 위팔을 위아래로 움직인다는 느낌으로 실시한다.

2 어깨와 팔꿈치를 앞뒤로 움직인다. 이때도 어깨뼈를 의식하지 말고 귀를 기점으로 어깨와 팔꿈치를 앞뒤로 움직여서 어깨뼈도 같이 움직이게 한다는 느낌으로 실시한다.

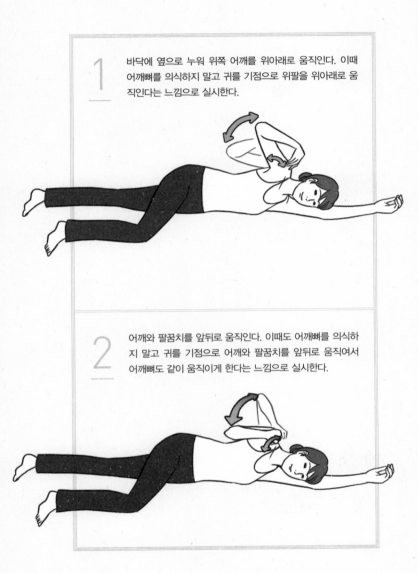

3

어깨뼈를 뒤로 크게 돌린다.

4

1~3을 다시 한 번 반복한다.
이때 의식적으로 대흉근을 크게 움직인다

일어서서 어깨뼈를 움직여보면 어깨뼈가 한결 부드러워져
움직임이 커지고 가벼워진 것을 느낄 수 있다.

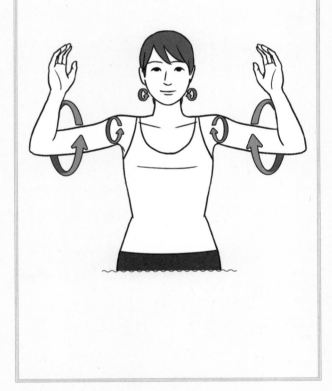

## 호흡을 의식하는 게 중요한 이유

_____ 이 장에서 '숨을 들이마시고 내쉰다'라는 말을 자주 사용했는데, 이것이 바로 호흡이다. 호흡법은 크게 네 가지가 있다. 근육 풀기로 최대의 효과를 얻으려면 호흡법도 중요한 요소가 된다. 지금부터 소개하는 네 가지 호흡법의 차이를 기억해두기 바란다. 어떤 호흡법이든 상관없다. 의식적으로 호흡하는 것이 중요하다.

### ① 흉식 호흡

말 그대로 가슴으로 숨을 쉬는 호흡법이다. 가슴을 부풀려 숨을 들이마시는 호흡이기 때문에 숨을 들이마실 때는 배가 들어가고 숨을 내쉴 때는 배가 부풀어 오른다. 일반적인 흉식 호흡은 호흡이 얕고 빨라 교감신경이 우위가 된다. 흉식 호흡을 할 때는 천천히 숨을 내쉬는 것이 중요하다.

### ② 복식 호흡

숨을 들이마실 때는 배가 부풀어 오르고 숨을 내쉴 때는 배가 들어가는 호흡법이다. 복식 호흡을 하면 숨을 천천히 내쉬기 때문에 부교감신경이 우위가 되어 면역력은 향상되지만, 흉곽을 사용하지 않는다는 점이 아쉬운 부분이다.

### ③ 흉복식 호흡

흉식 호흡과 복식 호흡의 장점만을 취한 호흡법이다. 가슴으로 숨을 들이마시고 가슴이 부풀어 오른 상태에서 배로 숨을 내쉰다. 이 호흡을 반복하면 가슴이 점점 부풀어 오른다. 근육 풀기에 적합한 호흡법이다.

### ④ 횡격막 호흡

다소 어려운 호흡법이지만 근육 풀기에 가장 이상적인 호흡법이다. 횡격막이란 가슴(흉강)과 배(복강)를 나누는 근육성의 막인데, 이 횡격막은 호흡만을 위해 존재한다고 해도 과언이 아니다. 공기를 들이마실 때 배와 횡격막이 모두 부풀어 오르면 근육이 부드럽게 이완된다. 횡격막 호흡을 하는 것만으로도 근육 풀기의 효과를 톡톡히 볼 수 있다.


## 20그램의 힘이면 충분하다

───── 이 책에서 말하는 '아주 약한 힘'을 구체적으로 표현하면 약 20그램이다. 요리용 디지털 저울에 손가락을 살짝 올려서 20그램이라는 무게가 얼마나 가벼운지 직접 확인해보길 바란다. 예를 들어 소금이라면 한 큰술 정도, 설탕이라면 두 큰술 정도가 약 20그램이다.

본인은 아주 약한 힘으로 만진다고 생각해도 자신도 모르는 사이에 80그램, 100그램으로 힘의 세기가 커지는 경우도 있다. 근육 풀기의 효과를 얻기 위해서는 아주 약한 힘이 필요하다는 사실을 몸이 기억해야 한다. 그러려면 20그램을 몸소 체험해보길 바란다.

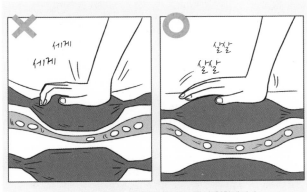
약한 힘으로 가볍게 만지면 림프의 흐름이 원활해진다.

## 몸이 유연하지 않아도 된다

_____ 어깨나 목이 뻐근하다면 팔이 얼마나 올라가
는지, 목이 앞뒤 또는 좌우로 얼마나 돌아가는지 확인
해보자. 팔이 안 올라가거나 목이 잘 안 돌아간다면 근
육이 딱딱하게 뭉쳤다는 증거다.

몸을 앞뒤로 구부렸을 때 느끼는 통증의 정도에 따라
허리 근육의 상태도 알 수 있다. 자신의 몸 상태를 제대

로 파악한 후에 지금까지 소개한 방법을 조합해 자기 나름의 방법을 개발해보자.

특정 종목의 선수가 아니라면 몸의 경직성과 유연성에 대해 크게 신경 쓸 필요는 없을 것이다. 정말 놀라운 사실은 유연한 몸을 가진 요가 강사, 발레리나, 체조 선수들 중에 요통으로 고생하는 사람이 많다는 점이다. 몸이 유연한 것과 근육이 부드러운 것은 별개의 문제이다.

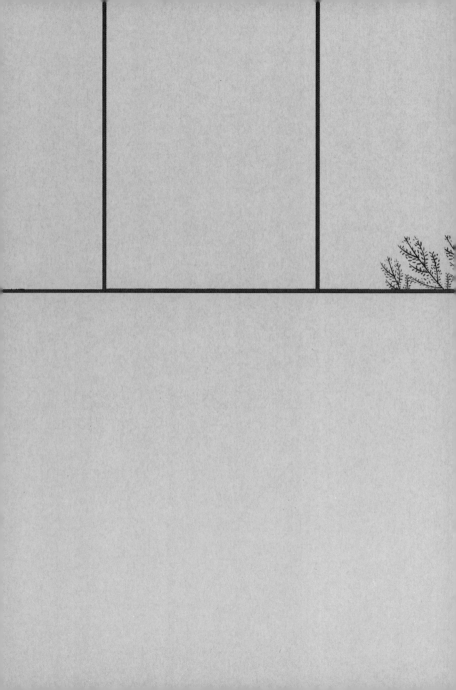

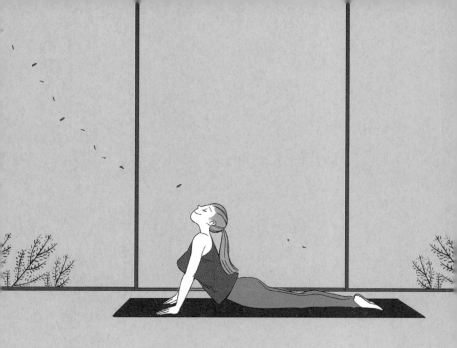

# 3장

# 그동안 잘못 알고 있었던 몸의 구조

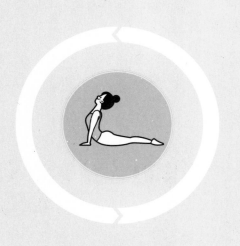

## 몸은 척추가 지탱하지 않는다

_____ 나는 집을 직접 설계할 정도로 건축물에 관심이 많다. 내 입으로 말하기는 쑥스럽지만 늘 꿈꾸던 이상적인 주거 공간을 만들었다고 생각한다. 건축에서 가장 중요한 것은 벽도 기둥도 아닌 공간이다. 치과 의사로서 사람의 몸과 관련된 일을 하는 것과 건축물에 대한 관심이 많은 것에는 어떤 상관관계가 있을지도 모르겠다.

이번 장에서는 인체를 건축 공법에 비유해서 그 특징을 알기 쉽게 설명하고자 한다. 건축 양식에는 몇 가지 공법이 있는데 대표적인 공법 세 가지를 소개하면 다음과 같다.

첫째는 축조 공법이다. 일반적인 목조 주택에 적용되는 공법으로 기둥이 건물을 지탱한다. 둘째는 투바이포 (2×4) 공법이다. 북미에서 도입된 공법으로 바닥, 벽, 천정이 상자형 구조를 이룬다. 셋째는 막 공법이다. 텐트나 돔에 적용되는 공법으로 막의 장력과 기둥에 해당하는 압축 부재를 조합한 형식이다.

그럼 사람은 어떻게 서 있을 수 있을까? 수기 치료법인 카이로프랙틱에서는 인간의 몸도 기둥이 지탱한다고 여긴다. 정골 의학인 오스테오파시에서는 막 공법으로 지은 건물처럼 근막과 피부의 장력에 의해서 두 발로 선다고 여긴다. 그리고 나는 사람의 몸은 투바이포 공법으로 지은 건물과 유사한 원통형 구조로 이루어졌다고 생각한다.

투바이포 공법은 틀짜기벽 공법이라고도 한다. 목재로 짠 틀에 구조용 합판을 붙인 상자형 벽과 바닥으로 건물을 지탱하는 구조 형식이다. 네모나고 얇은 성냥갑을 이어 붙여 큰 상자를 만들었다고 생각하면 이해하기 쉬울 것이다.

투바이포 공법으로 지어진 건물과 유사한 인체는 원통형의 근육 세포가 여러 개 모여 근육다발을 이루고 그 근육다발이 다시 여러 개 모여 큰 근육다발을 형성한다. 더 나아가서는 동체라는 원통형의 구조체가 된다. 즉 사람은 척추로 몸을 지탱하며 서 있는 것이 아니다.

그러나 카이로프랙틱 전문가들을 포함해 많은 사람이 인체는 기둥 구조라고 믿는다. 척추가 몸을 지탱하는 기둥 역할을 한다고 보는 것이다. 그래서 허리가 아프면 "척추가 휘었으니 교정을 하자", "근막이 뭉치고 틀어졌으니 근막 릴리스를 하자"와 같은 말을 하는 것이다.

하지만 이미 설명했듯이 내장에서 발생하는 통증을 포함한 전신 통증의 대부분은 근육이 딱딱하게 굳어서 생긴다. 그렇기 때문에 마사지나 스트레칭을 해도 통증이 사라지지 않는 것이다. 약해진 몸을 괴롭힌다고 해서 통증이 해소되지는 않는다. 오히려 더 심해질 뿐이다. 통증을 해결해준다고 주장하는 전문가들이 잘못된 방법론을 따르고 있는 것이다. 조금 심하게 말하면 통증을 호소하는 사람이 없어지지 않기 때문에 전문가들이 먹고산다고도 할 수 있다.

잘못된 방법론을 따르는 근본 원인은 사람의 몸은 원통형 구조임에도 불구하고 기둥 구조 또는 막 구조라고 착각한 데서 비롯된 것이다.

## 인체는 원통형 구조로 되어 있다

인체가 원통형 구조로 이루어졌다는 사실에 많이 놀랐을 것이다. 하지만 인간을 포함한 모든 생물은 1억 년 전에 하나의 통의 형태로 탄생했다. 원시 생물에 이르러서야 입과 소화기관이 만들어졌으며 점차 진화하면서 입으로 음식물을 먹고 항문으로 배설물을 배출하게 되었다. 즉 아무것도 없던 통에 입과 항문이 생기고 이 둘을 이어주는 하나의 관이 만들어진 것이다. 생물이 진화하는 과정에서 더듬이가 생기고 그것이 눈으로 바뀌고 뇌가 생기고 내장과 근육이 만들어지고 진화에 진화를 거듭하면서 지금의 인간이 탄생했다.

피로에 지친 몸을 풀고자 할 때는 사람의 몸은 원래 하나의 통이었다는 사실을 머릿속에 새겨두고 대처해야 한다. 이런 사실을 모르기 때문에 주무르거나 두드려서 통증을 해소하려는 잘못된 대처법이 만연해 있는 것이다. 통을 두드리면 찌그러지는 것처럼 근육을 두드려 찌그러뜨리면 나을 병도 낫지 않는다.

사람의 몸에는 세로축이 없다. 척추는 축이 아닌가 하고 의문을 제기하는 사람이 있을지도 모르지만 척추는 통의 일부이지 축이 아니다. 사람의 몸에는 가로축밖에 없다. 오른쪽 귀와 왼쪽 귀 사이에 빨랫줄이 걸려 있고 그 줄에 빨래를 널듯이 뼈와 근육이 매달려 있는 모습을 이미지화하는 것이 올바른 인체 형태에 가깝다.

그리고 통 속은 아무것도 없이 텅 비어 있다. 통증을 예방하고 해소하기 위해서는 통 속이 비어 있다는 사실을 이해하는 것이 매우 중요하다. 이에 대해서는 뒤에서 자세히 설명하겠지만, 그 전에 인체가 통 구조라는 사실을 좀 더 깊게 이해할 필요가 있다.

## 목은 늘 수박 한 통을 이고 있다

투바이포 공법으로 만들어진 집은 매우 튼튼하다. 재래식 공법으로 지은 집은 기둥 하나가 쓰러지면 집도 같이 붕괴되지만, 성냥갑을 이어 붙인 형태의 투바이포 공법으로 지은 건물은 서로 균형을 잡아주는 구조라서 웬만해서는 붕괴되지 않는다.

사람의 몸은 상자형 구조보다 견고한 원통형 구조다. 원통형은 구조적으로 매우 튼튼하다. 원통형이 얼마나 튼튼한지를 보여주는 예를 하나 들어보겠다. 스틸 캔은 체중이 60킬로그램인 내가 올라가도 전혀 찌그러지지 않는다. 직접 캔에 올라가보자. 어떤가? 쉽게 찌그러지지 않을 것이다.

원통형 스틸은 특별히 단련하지 않아도 원래 튼튼하다. 그런데 캔에 균일한 압력을 가하지 않고 한 곳에 집중하면 납작하게 찌그러진다. 즉 원통형은 균형을 무너뜨리는 공격에는 약하다는 뜻이다. 원통형의 이런 약점이 통증의 원흉이라고 말한다면 여러분은 선뜻 믿지 못할 것이다.

인체 구성을 아주 간단하게 말하면 원통 위에 머리가 올려져 있는 형태다. 체중이 60킬로그램인 성인이라면 머리 무게가 약 6킬로그램이 된다. 6킬로그램은 수박 무게와 비슷하다. 체중의 약 10퍼센트를 머리가 차지하는 것이다. 그렇다고 그냥 올려져 있는 것이 아니다. 머리는 목뼈와 근육에 의해서 지탱된다.

다시 한 번 스틸 캔을 떠올려보자. 60킬로그램의 무게는 거뜬히 견디는 캔이지만 균형을 무너뜨리는 공격에는 약해 압력이 한 곳에 집중되는 경우에는 6킬로그램밖에 안 되는 무게에도 쉽게 찌그러지고 만다. 찌그러진 캔을 상상해보자. 실은 이것이야말로 통증으로 고생하는 사람의 모습이다.


## 새우등이 되면 쉽게 피곤해지는 이유

인체 구조에 대해 조금 더 자세히 살펴보자. 다음 그림을 참고하기 바란다. 상반신 앞면에는 경근(광경근, 전경근, 후경근 등)과 대흉근, 뒷면에는 승모근과 광배근 등의 근육이 있다.

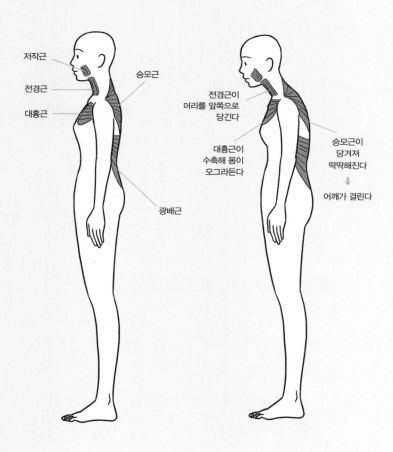

저작근

전경근

대흉근

승모근

광배근

전경근이
머리를 앞쪽으로
당긴다

대흉근이
수축해 몸이
오그라든다

승모근이
당겨져
딱딱해진다
↓
어깨가 결린다

상반신에서 무거운 머리를 지탱하고 있는 것이 컵 모양의 원통형 목이다. 컵 모양이 찌그러지면 목뼈와 목 뒤쪽 근육이 긴장해 온 힘을 다해 머리를 지탱하려고 한다. 그러면 목 앞쪽에 있는 전경근과 목 뒤쪽에 있는 승모근이 서로 잡아당기게 되고, 중력에 의해서도 당겨지기 때문에 목이 앞쪽으로 쏠리게 된다. 머리를 지탱하는 근육이 열심히 일을 하면 할수록 서로 당기는 힘이 세져 더 긴장하게 되고 쉽게 피로감을 느낀다.

사람의 몸은 원통형인 덕분에 똑바로 설 수 있는데, 그림에서 보듯이 전경근은 몸 앞면에 있다. 전경근이 열심히 일을 하면 할수록 머리는 앞쪽으로 당겨지게 된다. 이 상태가 지속되면 몸의 다른 부위는 어떻게 될까? 목이 앞으로 기울어지기 때문에 자세가 구부정해진다. 이 상태가 심해지면 새우등이 되고 그로 인해 흉곽이 찌그러지게 된다. 그러면 머리 무게로 인해 목 주변의 근육이 수축되어 경추가 어긋나게 되고 건강에 적신호가 켜질 수도 있다.

또한 등 쪽에 있는 승모근이 당겨져 어깨가 안쪽으로

말리게 되고 등은 더 구부정해진다. 신체 내부에서는 간질림프(체액)의 흐름이 악화되어 노폐물이 쌓이고 근육은 긴장 상태에 놓이게 된다. 그러면 근육 속 압력이 높아져 어깨가 뻐근하고 찌릿한 통증을 느끼는 악순환에 빠진다.

1장에서는 어깨 등의 통증은 근육이 딱딱하게 굳어서 생긴다고 간단하게 설명했는데, 자세히 이야기하자면 이와 같은 내용이 된다. 그럼 뻐근하고 결리는 어깨를 풀어주기 위해서는 어떻게 하면 될까?

## 근육은 서로를 잡아당긴다

2장에서는 근육을 부드럽게 만들어 어깨 결림을 해소하는 몇 가지 방법을 소개했다. 실로 효과적인 대증요법이라고 생각하는데, 여기서부터는 아예 어깨 결림이 생기지 않는 몸으로 만드는 방법에 대해 살펴보도록 하자.

근육은 빨대와 같은 섬유가 다발을 이룬 형태로 그 양끝은 반드시 다른 근육이나 뼈와 연결되어 있다. 신근인 승모근은 신체 부위에 따라 굴근인 교근, 전경근, 대흉근, 광배근과 짝을 이뤄 서로 영향을 주고받는다.

각각의 근육에 피로가 쌓여 수축하게 되면 모든 근육이 서로 잡아당기게 된다. 승모근은 머리 무게를 지탱하는 튼튼한 근육에 의해 당겨지기 때문에 과도하게 긴장하게 되어 딱딱하게 굳는다.

하지만 긴장한 승모근을 풀어준다고 해서 문제가 해결되지는 않는다. 핵심은 주변에 있다. 승모근과 승모근의 길항근인 대흉근과 전경근 모두 본래의 유연성과 위치를 되찾아주지 않으면 근육은 가지고 태어난 능력을 충분히 발휘하지 못한다.

그럼 근육이 원래 가지고 있던 능력을 발휘하기 위해서는 어떤 몸으로 만들면 될까? 그 답을 알려주기 전에 근육이 딱딱하게 굳으면 어떤 문제가 발생하는지 다시 한 번 복습해보자. 딱딱하게 굳은 근육의 문제점은 물이 몸속에서 제대로 순환하지 못한다는 점이다. 1장에

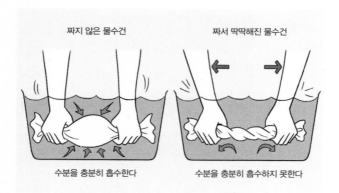

짜지 않은 물수건 | 짜서 딱딱해진 물수건

수분을 충분히 흡수한다 | 수분을 충분히 흡수하지 못한다

서 설명했듯이 몸속에는 혈관과 림프관이 퍼져 있어 물을 운반한다. 혈관과 림프관 사이, 세포와 세포 사이에도 체액이 순환하고 있는데, 이것이 간질림프다.

건강한 근육은 수축과 이완을 반복하면서 펌프 역할을 수행한다. 근육의 펌프 작용에 의해서 체내에 영양소와 산소가 공급되고 불필요한 노폐물이 배출된다. 이는 부드러운 근육이 본래의 능력을 발휘하는 경우의 이야기다. 근육이 피로하여 딱딱하게 굳으면 어떻게 될까? 물수건을 예로 들어보자. 식당에서 주는 물수건을 힘껏 짜면 어떻게 될까? 물수건에 남아 있던 물이 빠져

나올 것이다. 수분을 빼앗긴 딱딱한 수건을 쥐어짠 채로 물에 담그면 수분을 흡수하지 못한다. 반대로 짜지 않은 물수건을 물에 담그면 어떻게 될까? 답은 모두 알 것이다. 비틀어 짠 수건은 주위 근육이 마구 잡아당겨 피곤해진 근육이고 물을 듬뿍 먹은 수건은 본래의 건강한 근육이다.

요컨대 피곤에 지쳐 딱딱해진 근육은 필요한 만큼의 간질림프를 흡수하지 못한다는 것이다. 그러므로 통증이 있는 부위에 국소적인 처치를 한다고 해서 근본적인 해결이 되지는 않는다.

물론 근육 풀기는 즉효성 있는 방법이라고 자부하지만 근육 풀기의 효과를 더욱 높이기 위해서라도 몸을 재정비할 필요가 있다. 이쯤에서 다시 인체 구조에 관한 이야기로 돌아가보자.

## 근육은 넓은 공간을 좋아한다

~~~~~ 이 장 도입부에서 언급했듯이 사람의 몸은 원통형 구조로 이루어졌다. 이 원통을 견고하게 만들기 위해서는 통 속의 공간을 반드시 넓혀야 한다. 예를 들면 한 평 정도의 좁은 공간에 갇힌 사람은 몸도 마음도 위축된다. 근육도 이와 같아서 좁은 공간에 갇히면 위축되어 딱딱해진다. 공간 속 근육들은 오른쪽 귀와 왼쪽 귀를 연결한 가로축에 매달려 있다. 이 근육들이 여유롭게 살기 위해서는 넓은 공간이 필요하다. 공간이 넓지 않으면 근육은 수축하고 만다.

그럼 공간을 넓히기 위해서는 어떻게 하면 될까? 구체적으로 말하면 2장에서 소개한 '귓불 돌리기'를 하면 된다. 여기서 알아두어야 할 것은 공간을 소중히 여겨야 한다는 점과 사람의 몸은 공동(텅 빈 공간)이 넓어지면 구조 자체가 매우 튼튼해진다는 점이다. 몸은 단련해서 강해지는 것이 아니다. 인체도 건물도 기둥이 굵어서 혹은 벽이 견고해서 튼튼한 것이 아니다. 속이 비어 있는 중공 구조가 가장 튼튼하고, 구조체의 균형이 잘 잡힌 상태가 가장 견고하다.

## 좁은 공간에서 마음이 위축되는 이유

———— 예전부터 일본인들은 공간을 매우 소중히 여겨왔다. 내 고향집에는 여섯 평 정도의 마루와 여덟 평 정도의 위패를 모신 방이 있다. 처음 집을 지었을 때는 사용하지도 않는 불필요한 공간을 왜 만들었나 싶었다.

하지만 지금은 훌륭하고 아름다운 공간에 감탄이 절로 나온다. 마루에 있는 벽장 안에는 방석과 손님용 이불이 들어 있다. 마루에는 공간을 차지하지 않는 족자와 작은 꽃병만 있다. 쓸데없는 물건을 두지 않음으로써 공간을 소중히 여기려는 것이 일본인의 미학이다. 여섯 평 남짓한 마루는 손님이 왔을 때 편히 쉴 수도 있고 하룻밤 묵어갈 수도 있을 만큼 넓은 공간이다. 두 개의 공간을 다 사용한다면 열 명 이상이 편히 쉴 수 있을 뿐만 아니라 숙박도 가능하다.

이 마루를 현대식 응접실로 바꾼다면 빈 공간이 주는 여유로움은 느낄 수 없을 것이다. 여섯 평짜리 응접실에 소파와 테이블을 두면 응접실이라는 공간은 물건으로 꽉 차서 사람이 편히 쉴 수 없게 된다. 여섯 평짜리 방, 아니 네 평 남짓한 방이라도 그 공간을 효율적으로 사용하면 비행기의 일등석보다 훨씬 넓게 쓸 수 있다. 일본인은 집도 생활도 정리하는 것을 중요하게 생각해 쓸데없는 물건을 처분해서 공간을 정리하고 생활을 단순화시켜왔다.

근육을 키운다는 것은 벽을 두껍게 하고 기둥을 굵게 해서 방을 비좁게 만드는 것과 같다. 좁은 방에 있으면 마음이 위축되어 호흡이 힘들어지지만 근육을 부드럽게 만들어 원통을 부풀리면 쾌적하게 생활할 수 있다.

## 건강은 '강의 상태'로 결정된다

_____ 사람의 몸을 좀 더 자세히 살펴보자. 이 장에서는 주로 몸 안에 공간을 만드는 것과 그 공간을 넓히는 것이 얼마나 중요한지에 대해 이야기했다. 중요한 내용이니 만큼 다시 한 번 언급하겠다. 공간을 넓혀야 하는 이유는 공간이 넓으면 넓을수록 원통형 구조로 이루어진 몸이 편안해지기 때문이다. '편안하다'는 말 속에는 근육 통증에서 해방된다는 의미도 포함되어 있다.

몸 안의 텅 빈 공간인 공동은 '강(腔)'이라고도 부른다. 강은 몸을 입체적으로 만들어 균형을 잡는 역할을 한다. 강을 넓힌다는 것은 찌그러진 캔을 정성스럽게 펴서 다시 원상태로 되돌리는 것을 말한다. 나는 강을 넓히는 작업을 '강을 세운다'라고 부른다.

내가 권하는 근육 풀기는 새로운 능력을 획득하기 위해 하는 것이 아니다. 인간이 원래 가지고 있던 능력을 발휘할 수 있게 몸과 마음을 재정비하도록 도와주는 것에 불과하다. 인간은 뭐 하나 부족한 게 없는 존재다. 상자형 구조보다 튼튼한 원통형 구조의 몸을 가지고 태어났기 때문이다.

몸 안에 강이 있다는 생각은 일본의 옛 풍습이나 살아가는 자세와도 관련이 있다. 다도(茶道), 화도(華道, 꽃꽂이), 서도(書道), 무도(武道) 등 일본에서 예부터 내려오는 전통적인 '도(道)'는 기술을 갈고닦기 전에 자기 자신부터 정비하는 것을 중요하게 여긴다. 바꿔 말하면 물질이 아니라 공간을 소중히 여기라는 뜻이다.

강도 마찬가지다. 근육 또는 건물이 중요한 것이 아니라 몸 안의 텅 빈 공간, 방의 빈 공간이 중요한 것이다. 건강한 몸을 만들려면 몸의 일부분이 아니라 전체를 포괄해서 살펴봐야 한다. 전체를 보면서 일부분을 보면 전체를 정비하기 쉬워진다. 말할 것도 없이 전체가 정비되면 일부분은 쉽게 정비할 수 있다.

해부학적으로 말하면 사람의 몸에는 세 개의 강이 있다. 다음 그림을 보면 알 수 있듯이 몸 상부에서 복부에 걸쳐 세 개의 강이 나열되어 있다. 이것만 봐도 몸 안이 텅 비어 있다는 사실을 실감할 수 있다. 위에서부터 순

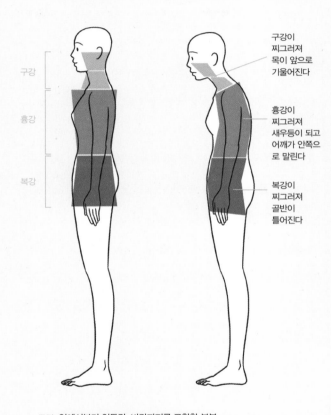

신체 균형이 잘 잡힌 상태라면 강이 곧게 선다 = 근육이 부풀어 오른다

신체 균형이 깨지면 강이 찌그러진다

구강이 찌그러져 목이 앞으로 기울어진다

흉강이 찌그러져 새우등이 되고 어깨가 안쪽으로 말린다

복강이 찌그러져 골반이 틀어진다

구강

흉강

복강

- 구강: 입에서부터 인두강, 비강까지를 포함한 부분
- 흉강: 어깨에서 횡격막까지 갈비뼈로 둘러싸인 공간
- 복강: 횡격막에서 서혜부에 이르는 부분

서대로 설명하겠다.

① **구강**

구강외과라는 말을 많이 들어봤을 것이다. 구강이란
일반적으로는 입안을 가리키지만 여기에서는 입에
서 목까지의 공동을 말한다.

② **흉강**

어깨에서 횡격막까지 갈비뼈로 둘러싸인 공동이다.
이 부분에는 심장과 폐가 있는데 공기를 들이마시
는 폐야말로 공동이라고 할 수 있다.

③ **복강**

횡격막에서 서혜부에 이르는 부분이다. 위와 장 등
의 중요한 장기가 있는 큰 공동으로 하부에는 골반
이 있다.

이 세 개의 강은 서로 연결되어 있다. 몸의 가장 상부
에 있는 강인 구강의 움직임에 맞춰 강이 넓어지기도
하고 찌그러지기도 한다. 따라서 몸 전체의 공동을 넓

혀 강을 세우기 위해서는 기본적으로 구강을 넓혀야 한다. 구강이 넓어지면 흉강과 복강 또한 넓어진다.

세 개의 강을 넓히는 데는 2장에서 소개한 '귓불 돌리기'가 효과적이다. 귓불을 돌리거나 턱을 흔들어주면 저작근이 부드럽게 풀어져 입을 크게 벌릴 수 있다. 입을 크게 벌려 신선한 공기를 들이마시면 턱에서 목에 이르는 근육이 긴장을 풀기 때문에 목 안의 공동도 넓어진다.

내가 치과 의사라서 그런지 특히 구강을 중요하게 생각한다. 입은 전신의 '강'의 입구다. 시작이 좋다고 끝이 좋은 것은 아니지만 음식물이 들어가는 입구이기도 한 입을 제대로 케어해서 구강을 넓혀주면 그것이 다른 강에도 전달되어 몸 전체의 공동이 넓어진다.

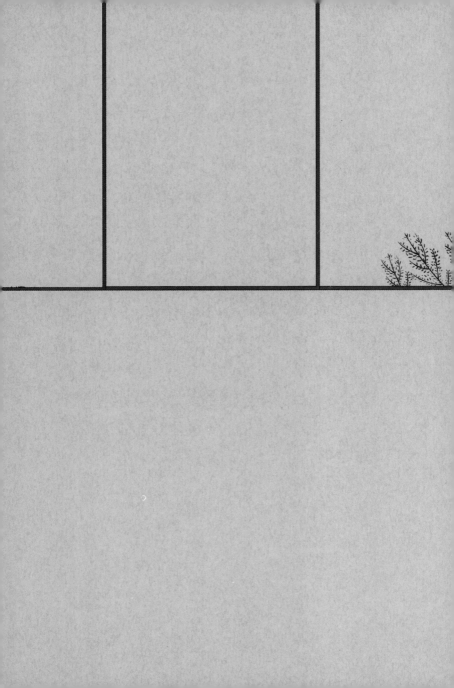

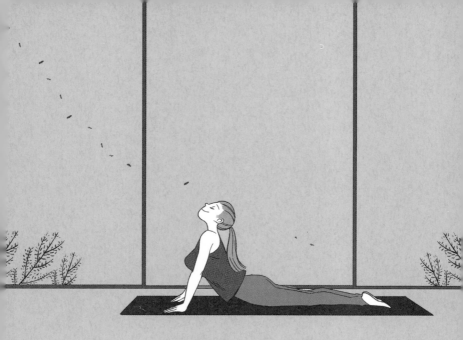

# 4장

# 피로에서 해방되는
# 6가지 방법

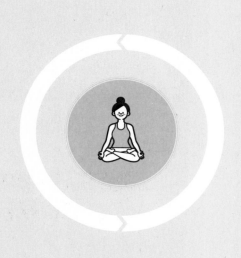

## 보기 좋은 자세가 바른 자세는 아니다

﹏﹏﹏﹏ 한동안 방치했던 자전거에 녹이 슬었다면 여러분은 어떻게 할 것인가? 녹슨 자전거를 그냥 탈 수는 없을 것이다. 핸들이 돌아가거나 바퀴에 바람이 빠졌거나 바퀴가 뻑뻑한 자전거를 손보지 않고 탄다면 자전거가 파손될 수도 있다.

우리 몸도 마찬가지다. 여기저기 쑤시고 아픈 몸을 재정비하지 않고 움직인다면 통증이 더 심해질 수도 있다. 그런데 안타깝게도 많은 사람이 몸에 녹이 슨 상태에서도 열심히 움직인다. 의욕이 앞서다 보니 몸에 너무 힘이 들어가는 경우도 많다.

열심히 한다는 것은 최대한의 노력을 한다는 의미다. 어쩌면 마음 깊은 곳에서 열심히 노력하는 자신을 자랑스럽게 생각할지도 모른다. 누군가에게 열심히 한다는 말을 들으면 당사자는 당연히 기분이 좋을 것이다.

하지만 그저 열심히만 해서는 안 된다. 노력만 하면 어떻게든 된다는 생각은 버려야 한다. 인생은 끊임없이 뭔가를 궁리하는 과정이다. 몸을 재정비하기 위해서는 노력만 하지 말고 머리를 써야 한다.

몸을 재정비하는 데 특히 중요한 것이 바른 자세를 취하는 것이다. 바른 자세를 취하면 강을 넓힐 수 있을 뿐만 아니라 어깨 결림과 허리 통증에서도 해방될 수 있다. 다만 내가 말하는 바른 자세는 세상 사람들이 말하는 바른 자세와는 조금 다르다. 일반적으로 '바른 자세' 하면 '허리를 쭉 펴는 자세'가 먼저 떠오를 것이다. 보기에 좋은 자세이기는 하지만 의학적인 측면에서는 '정말 좋은 자세일까?' 하는 물음표를 던질 수밖에 없다.

허리를 쭉 편다는 것은 척추를 곧게 펴는 것을 의미한다. 그런데 척추는 건물의 기둥처럼 안정감 있게 몸을 지탱해주지 못한다. 힘을 줘서 척추를 펴려고 하면 주위 근육은 수축하고 강은 찌그러진다.

실은 세상 사람들이 말하는 바른 자세가 결림과 통증을 유발하는 것이다. 세상의 상식이 얼마나 무서운 것인지 새삼 느꼈을 것이다. 그럼 진정한 바른 자세란 어떤 것일까? 여기에서는 강을 세우는 자세라고만 말해 두겠다. 구체적인 설명은 다음에 나오는 그림들을 참조 하기 바란다.

# 몸에 좋은 자세 ① 서는 법

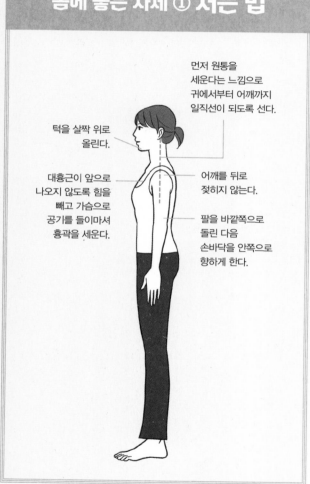

먼저 원통을
세운다는 느낌으로
귀에서부터 어깨까지
일직선이 되도록 선다.

턱을 살짝 위로
올린다.

대흉근이 앞으로
나오지 않도록 힘을
빼고 가슴으로
공기를 들이마셔
흉곽을 세운다.

어깨를 뒤로
젖히지 않는다.

팔을 바깥쪽으로
돌린 다음
손바닥을 안쪽으로
향하게 한다.

귀에서부터 엄지발가락까지 일직선으로
연결한다는 느낌으로 선다.

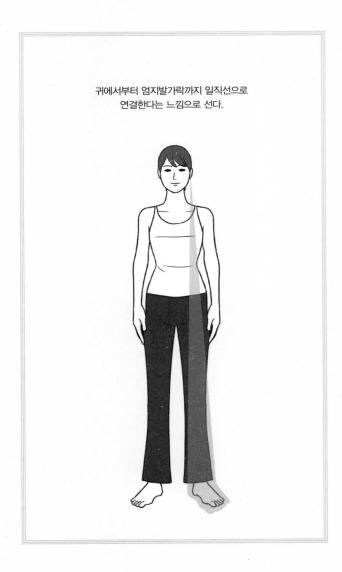

상반신에서는 몸통의 앞쪽과 안쪽 근육인
설골상근군, 설골하근군, 흉쇄유돌근, 대흉근, 대요근을 의식한다.

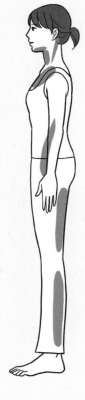

척추로 서려고 하지
말고 몸통의 전벽과
측벽으로 선다.

하반신에서는
몸을 지탱하는
안쪽과 뒤쪽 근육인
햄스트링, 비복근,
넙치근을 의식한다.

# 몸에 좋은 자세 ② 앉는 법

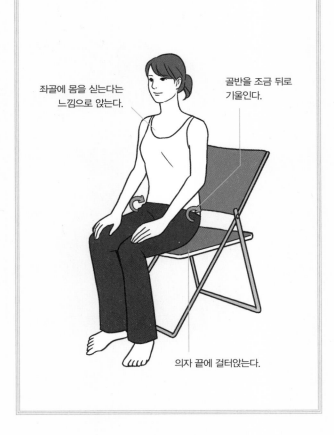

좌골에 몸을 싣는다는
느낌으로 앉는다.

골반을 조금 뒤로
기울인다.

의자 끝에 걸터앉는다.

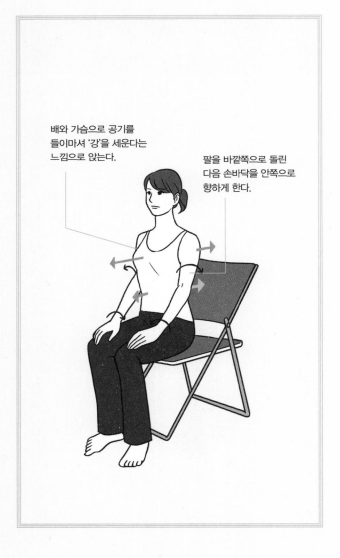

배와 가슴으로 공기를
들이마셔 '강'을 세운다는
느낌으로 앉는다.

팔을 바깥쪽으로 돌린
다음 손바닥을 안쪽으로
향하게 한다.

정면에서 봤을 때 몸 전체로 A자를 만든다는 느낌으로 앉는다.
오른쪽 귀와 왼쪽 귀를 연결한 선이 A자의 가로선이 되도록 한다.

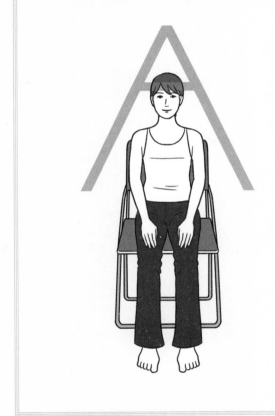

# 몸에 좋은 자세 ③ 걷는 법

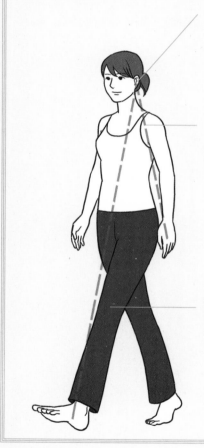

하반신만으로
걸으려고 하지 말고
귀를 기점으로 다리를
뻗는다는 느낌으로
걷는다.

귀, 어깨, 다리가
동시에 앞으로
나온다는 느낌으로
걷되 어깨를 좌우로
비틀지 않는다.

무릎을 너무 구부리지
말고 다리를 높이 들지
않도록 한다.

허리 아래쪽을 비틀면서 걷는 모델 워킹은
대요근을 사용하지 않기 때문에 좋은 자세가 아니다.
바깥쪽과 뒤쪽의 신근군이 긴장해 어깨에 힘이 들어가기 때문에
어깨 결림이 생길 수 있다.

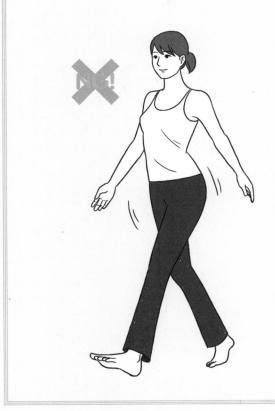

# 으쓱으쓱 툭툭 체조

새우등을 교정하고 바른 자세를 만드는 방법이다.

---

{ 효능 }

바르게 선 자세를 만듦, 어깨 결림 완화, 새우등 교정,
호흡 개선, 자율신경 안정, 집중력 상승

① 다리를 어깨 너비로 벌리고 서서 양팔을 자연스럽게 늘어뜨린다.
② 손바닥을 바깥쪽으로 돌렸다가 다시 안쪽으로 돌리는 동작을 4회
반복한다.

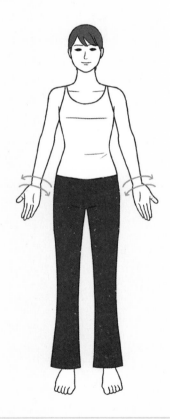

1

2 손바닥을 바깥쪽으로 향하게 한 다음 손등으로 넓적다리를
4회 톡톡 친다.

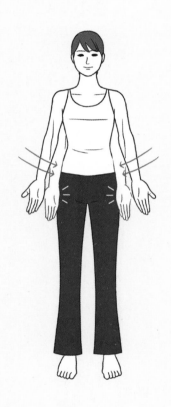

3

① 어깨를 으쓱 올렸다가 툭 떨어뜨린다.
② 이 동작을 4회 반복한다.

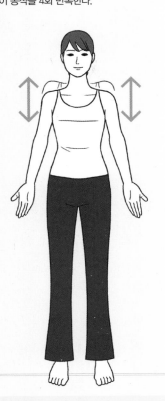

1~3을 3세트 실시한다.

4

① 양팔을 앞으로 뻗고 손바닥이 위로 오도록 한다.

② 손바닥을 바깥쪽으로 돌렸다가 다시 안쪽으로 돌리는 동작을 4회 반복한다.

③ 손바닥을 위로 향하게 한 채 양손의 옆면을 톡톡 마주치는 동작을 4회 반복한다.

④ 어깨를 으쓱 올렸다가 툭 떨어뜨리는 동작을 4회 반복한다.

⑤ ①~④를 3세트 실시한다.

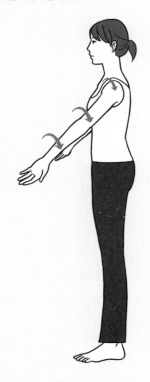

5

① 양팔을 몸 뒤로 쭉 뻗고 손바닥이 위로 오도록 한다.
② 손바닥을 바깥쪽으로 돌렸다가 다시 안쪽으로 돌리는 동작을 4회 반복한다.
③ 양팔을 뒤로 뻗은 채 양손의 새끼손가락을 톡톡 마주치는 동작을 4회 반복한다.
④ 손바닥을 바깥쪽으로 향하게 한 채 어깨를 으쓱 올렸다가 툭 떨어뜨리는 동작을 4회 반복한다.
⑤ ①~④를 3세트 실시한다.

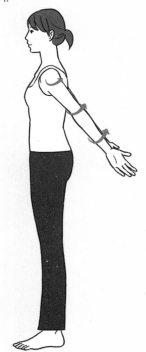

※ 팔을 뒤로 뻗을 때 어깨를 뒤로 젖히지 않도록 주의한다. 이 동작으로 흉강이 열린다.

6

다시 한 번 1~3을 3세트 실시한다. 이 동작으로 앞쪽으로 오그라들기 쉬운 상반신 근육이 부드럽게 풀어진다.

7

# 명치 체조

명치를 자극해 위장 활동을 원활하게 하는 방법이다.

{ 효능 }

바르게 걷는 습관이 생김, 어깨 결림 개선,

위장 활동이 활발해짐

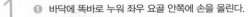

1

❶ 바닥에 똑바로 누워 좌우 요골 안쪽에 손을 올린다.
❷ 코로 숨을 들이마시고 입으로 '후' 하고 숨을 내쉰다.

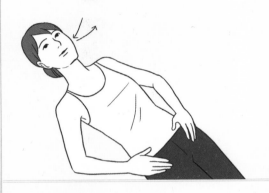

❶ 발뒤꿈치를 바닥에 대고 양 무릎을 번갈아가며 굽혔다 펴는 동작
을 4회씩 실시한다. 이때 손으로 대요근이 움직이는지 확인한다.
❷ 이 동작을 3회 반복한다.

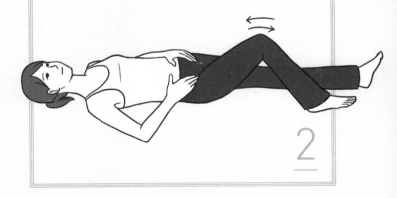

2

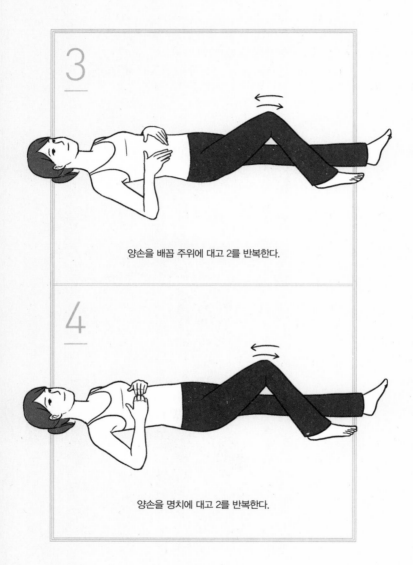

3

양손을 배꼽 주위에 대고 2를 반복한다.

4

양손을 명치에 대고 2를 반복한다.

① 일어서서 다리를 어깨 너비로 벌린다.
② 양손을 명치에 대고 무릎을 편 채로 오른쪽 다리를 한 걸음 앞으로 내밀었다가 뒤로 뺀다.
③ 왼쪽 다리도 같은 방법으로 한다.

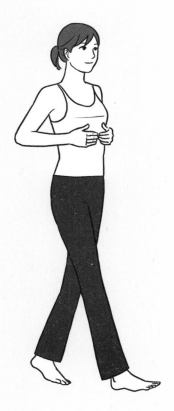

5

배 속에서 근육이 움직이는 것을 느끼면서 제자리걸음을 8회 실시한다. 명치를 기점으로 다리를 내밀었다가 당겨 올린다는 느낌으로 실시한다.

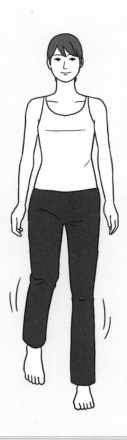

6

## 어깨 결림에 효과적인 '짐 드는 방법'

고작 짐 때문에 어깨 결림이 생긴다고 생각하는 사람은 없겠지만 짐을 드는 데에도 바른 자세가 있다. 가방이나 짐을 들 때 바른 자세를 유지하면 불필요한 힘이 들어가지 않아 근육이 뭉치지 않을 뿐만 아니라 오히려 뭉친 근육이 풀어질 수도 있다.

예를 들면 손잡이가 달린 서류 가방을 오른손으로 들때는 자연스럽게 엄지 쪽으로 들게 된다. 이렇게 말하면 손잡이를 엄지에 걸고 다른 네 손가락으로 잡는 모습을 떠올릴지도 모른다. 하지만 엄지로 든다는 것은 손잡이에 엄지의 무지구(엄지손가락 쪽에 두툼하게 솟은 부분)를 대고 잡는 것을 말한다.

보통은 엄지를 제외한 네 손가락에 손잡이를 걸고 그 위에 엄지를 댈 것이다. 그러나 그렇게 손잡이를 잡으면 네 손가락에 힘이 들어가 새끼손가락에서 팔 바깥쪽에 위치한 광배근으로 이어지는 핑키(새끼손가락) 라인에 부담을 주게 된다. 이를 막기 위해서는 가방 손잡이에

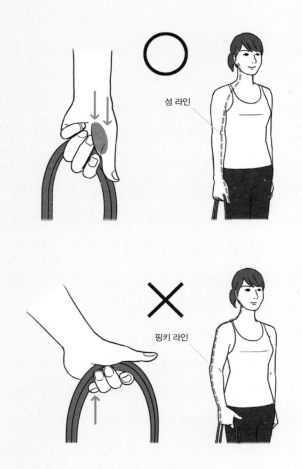

섬 라인

핑키 라인

엄지의 무지구를 대고 들어야 한다.

이렇게 하면 팔 안쪽에 위치한 무지구에서 척골을 거쳐 상완이두근에서 대흉근, 쇄골, 악설골근, 갑상설골근, 광경근 등을 지나 교근으로 이어지는 섬(엄지손가락) 라인이 움직인다. 손잡이를 잡지 않은 왼손 엄지의 무지구를 대흉근에 대고 누르면 대흉근이 움직이는 것을 느낄 수 있다.

가방 등의 짐은 밑에서 위로 들어 올리는 것이 아니라 팔의 힘을 뺀 상태에서 엄지를 밑으로 누른다는 느낌으로 들도록 한다. 참고로 엄지와 다른 네 손가락 사이의 힘의 균형은 8 대 2 정도가 적당한다. 짐을 들 때 섬 라인을 사용하면 가볍게 들 수 있는 것은 물론이고 운반하기도 편리하다.

가방 등의 짐을 들거나 운반을 할 때는 핑키 라인보다는 섬 라인을 사용하는 것이 좋다. 또한 무거운 짐을 바른 자세로 들면 근육이 부드럽게 이완되기 때문에 몸도 가벼워진다. 앞에서 '뭉친 근육이 풀어질 수도 있다'라고 말한 이유를 알았을 것이다.

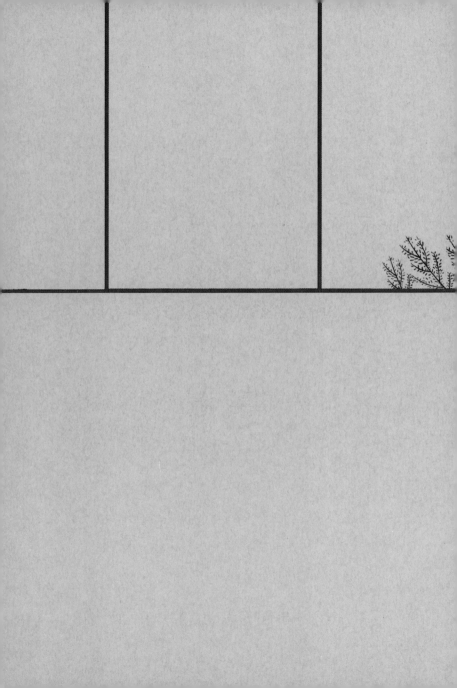

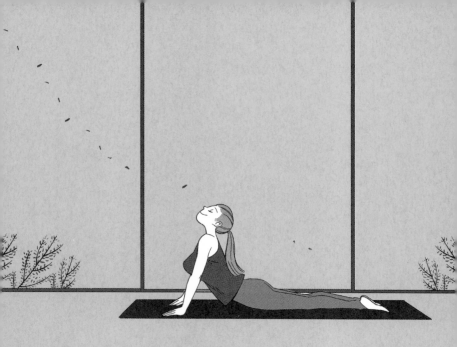

# 5장

# 하루 5분 건강해지는
# 생활습관

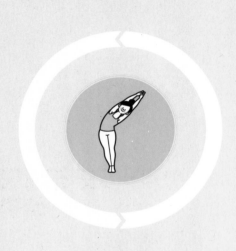

## 치료보다는 예방

나는 전공의 시절에 약 6개월간 ICU에서 근무했다. 꼭 그래서만은 아니겠지만 ICU에 대해 남다른 애정이 있다. 그런 내가 오랫동안 품어온 의문이 ICU라는 말에 대한 해석이다. ICU를 번역하면 '집중치료실'이다. 의사, 간호사, 환자 모두 ICU를 집중치료실이라고 생각할 것이다. 하지만 집중치료실이라는 말은 틀린 말이다.

ICU는 Intensive Care Unit의 약자다. 이 말을 그대로 번역하면 '집중간호실'이 된다. 언제 어디서 누가 그랬는지는 모르지만 Care를 Cure로 착각해 '간호'가 '치료'로 둔갑했다. 이 착각에는 '환자의 병을 고쳐주겠다'는 의사의 의지가 깔려 있을지도 모른다. 물론 병을 고치는 것이 나쁜 것은 아니지만 의료 종사자는 전지전능한 신이 아니다. 좀 더 솔직하게 말하면 의사가 할 수있는 일은 환자를 지켜보는 정도다. 의사의 역할은 환자의 상태가 호전되도록 도와주는 보조적 역할이다.

그렇기 때문에 큐어보다는 케어가 더 중요한 것이다. 충치가 된 후에 깨끗하게 치료하기보다는 충치가 되지 않도록 관리하는 것이 더 좋기 마련이고 수술로 뇌경색이 완치되기보다는 처음부터 건강한 것이 더 좋다. 그런 의미에서라도 자신의 몸 상태를 꾸준히 관리하는 것이 매우 중요하다.

원래 인간에게는 뛰어난 생명력과 능력이 있다. 현대에는 그런 능력을 대수롭지 않게 여기고 눈에 보이는 것만 보는 경향이 강하다. 그리고 어느새 눈에 보이지 않는 공간을 소중히 여기지 않게 되었다.

눈에 보이지 않는 것을 소중히 여기기 위해서는 어떻게 하면 될까? 이에 대한 답은 간단하다. 다시 원점으로 돌아가면 된다. 내가 '강'과 '관리'의 중요성을 강조하는 이유는 인간은 뛰어난 생명력을 지니고 있다고 생각하기 때문이다. 다시 한 번 말하지만 큐어보다는 케어가 훨씬 더 중요하다.

# 누워서만 지내야 하는 노인은 없다

_____ "누워서만 지내야 하는 노인은 단 한 명도 없다네."

마취과 전공의 시절의 은사이자 응급의료센터 마취과 부장인 스즈키 시게미쓰 교수가 자주한 말이다. 스즈키 교수는 늘 노인이라고 해서 누워서만 지내게 해서는 안 된다고 말했다. 그럴 때마다 예로 등장한 것이 아기였다.

"목도 못 가누는 아기는 누워서만 지내게 하지 않잖아. 근데 어째서 노인은 누워서만 지내게 하는 거야? 줄곧 누워 지내는 아기도 젖을 먹일 땐 몸을 일으켜 세워. 젖을 다 먹이면 트림을 시키려고 등도 두드리고 말이야. 이러면서 폐가 커지는 거거든."

낮 동안에라도 몸을 일으켜 세우지 않으면 폐가 찌그러져 정말 자리보전을 하게 된다며 누워서만 지내는 노인은 의료 시스템이 만들어낸 필연적인 결과라고도 했다. 참고로 폐가 찌그러지지 않도록 하려면 강을 넓혀주면 된다.

그리고 이런 말도 자주 했다.

"누워서만 지내는 아기가 단 한 명도 없는 것처럼 노인 역시 누워서만 지내게 해서는 안 되네. 점심때만이라도 몸을 일으켜 세워야 해. 노인 몸에 아무리 많은 튜브와 장치가 삽입되어 있더라도 빠지지 않게 조심하며 일으켜 세워야 해. 그리고 밤에 잘 때는 자세를 꼭 바꿔줘야 하네."

스즈키 교수는 약을 사용하지 않는 의료를 지향했으며 꺼져가는 생명의 불씨에 기름을 부으면 확 불타오르다가 금방 꺼진다고도 주장했다. 심장이 약해지면 보통 강심제를 처방하는데, 강심제로는 근본적인 해결이 되지 않는다는 것이다.

내가 림프 케어를 제창하는 데에는 '산소와 영양소를 충분히 공급하고 물의 흐름을 좋게 해야 한다'는 스즈키 교수의 가르침이 큰 역할을 했다. 여기서 말하는 물의 흐름이란 혈액의 흐름이 아니라 체액의 흐름이다.

스즈키 교수의 이 말도 잊을 수 없다.

"의사는 잠잘 시간을 줄여서 환자를 봐야 하네. 영양소와 산소가 지나가는 길을 만들어주고 그 길을 지켜주면 생명의 불씨는 꺼지지 않을 거야. 하지만 자네들이 한눈을 팔면 금세 꺼질 걸세. 불씨를 죽이지 않으려고 크게 만든다면 그 불씨는 오래가지 않을 거야. 불씨를 크게 만든다고 다 좋은 건 아니네."

불씨가 작아도 괜찮으니 꺼지지 않도록 지켜보는 것이 의사의 역할이라는 것이다. 스즈키 교수의 이런 가르침이 내 연구의 길잡이가 되어주었다. 근육은 약한 힘으로 풀어줘야 하며 근육 트레이닝은 권장하지 않는다는 내 주장은 의학적으로도 타당한 것이다.

## 푹신푹신 침대와 납작한 이불, 어느 쪽이 피로를 풀어줄까?

───── 근육 풀기를 널리 보급하기 위해 일본 각지에서 무료 세미나를 열었다. 그때 세미나에 참가한 사람

들에게서 다양한 질문을 받았는데, 신기한 점은 전혀 다른 장소에서 같은 질문을 받은 적이 많다는 것이다. 분명 모두에게 관심이 높은 주제였을 것이다.

"침대에서 자는 것과 바닥에 이불을 깔고 자는 것 중 어느 쪽이 더 건강에 좋나요?"

과연 어느 쪽이 더 건강에 좋을까? 푹신푹신한 침대보다는 납작한 이불이 건강에는 더 좋다.

잠을 잘 때 무엇보다 중요한 것은 대부분이 근육으로 이루어진 등을 부드럽게 풀어줘야 한다는 것이다. 요컨대 등에 강을 제대로 만들어주면 되는 것이다. 그러기 위해서 몸이 푹 꺼지는 푹신푹신한 침대보다는 딱딱한 이불을 사용하는 것이 더 좋다.

몸이 꺼진다고 해도 균일하게 꺼지는 것이 아니기 때문에 꺼진 부위에 부당한 힘이 가해져 그 부위 근육이 딱딱하게 굳을 가능성이 있다. 요는 등이 물침대처럼 말랑말랑하면 된다는 뜻이다. 등 근육이 부드러워 간질 림프가 원활하게 흐른다면 몸이 붕 떠 있는 듯한 상태에서 잠을 잘 수 있다.

## 목욕 중에 근육 풀기를 해서는 안 된다

또 자주 듣는 질문이 "목욕이 건강에 좋은가요?", "목욕과 샤워 중에 어느 쪽이 더 건강에 좋은가요?"이다.

따뜻한 물로 목욕하는 것은 건강에 좋다. 암반 등을 이용해 찜질을 하는 암반욕도 나쁘지 않다. 체온이 올라가면 체내에 노폐물이 쌓이지 않아 하루의 피로를 말끔히 씻어낼 수 있다. 노폐물이 쌓이지 않으면 체액과 혈액순환이 원활해져 림프관과 혈관이 확장되고 근육도 물리적으로 이완된다. 몸의 긴장이 풀리고 부교감신경이 우위가 되어 호흡도 편안해진다.

욕조에 몸을 담그면 몸에 수압이 가해지기 때문에 폐포가 확장된다. 이는 천천히 호흡을 하는 것과 같은 상태다. 이런 이유로 특히 잠자리에 들기 전에는 샤워보다는 여유롭게 욕조에 몸을 담그는 것이 건강에 더 좋다. 다만 주의해야 할 점이 하나 있다. 목욕 중에 근육 풀기를 해서는 안 된다. 근육 풀기는 목욕 전에 하는 것이 좋다.

그 이유는 체온이 올라간 상태에서 얻은 효과는 체온이 내려가면 원점으로 돌아가기 때문이다. 목욕 후에 혈액순환이 원활해진 상태에서 해도 마찬가지다. 목욕 전에 근육 풀기를 하면 체내 환경이 개선되기 때문에 안정된 순환을 유지하기 쉬워진다.


## 건강한 모발을 위한 샴푸 사용법


＿＿＿＿ 자주 받는 질문 중 하나인 '머리 감는 방법'에 대해서도 설명하겠다. 많은 사람이 머리를 감을 때 샴푸를 사용할 것이다. 그런데 그 샴푸를 함부로 사용해서는 안 된다. 대부분의 샴푸에는 라우릴황산나트륨(Sodium Lauryl Sulfate)이라는 계면활성제가 포함되어 있다. 라우릴황산나트륨은 샴푸 외에도 치약이나 면도 크림과 같은 생활용품에 사용될 뿐만 아니라 주차장 바닥용 세제나 세차용 세제와 같은 공업용 세제에도 사용된

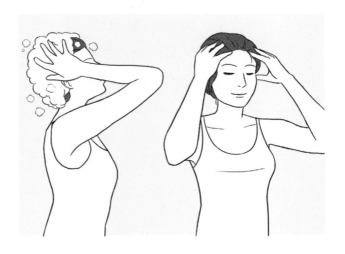

다. 즉 기름때 제거에 효과적인 합성화학물질인 것이다.

샴푸나 치약에 들어가는 성분이 세차용 세제에도 들어간다고 하니 왠지 찜찜할 것이다. 실제로 피부나 눈 등에 염증을 일으킬 가능성이 있다는 지적을 받고 있다. 또한 아직 의학적으로는 증명되지 않았지만 발암성 물질로도 의심받고 있다.

그럼 건강에 악영향을 끼치는 라우릴황산나트륨으로부터 우리 몸을 지키려면 어떻게 하면 될까? 최선책은 이 성분이 들어 있지 않은 고가의 샴푸를 사용하는

것이고 차선책은 내가 권하는 머리 감는 방법을 실천하
는 것이다. 그러면 몸에 나쁜 요소는 거의 차단된다. 구
체적인 방법은 다음과 같다.

① 샴푸를 사용하기 전에 따뜻한 물로만 오염 물질
   을 씻어낸다. 이때 두피를 박박 문지르는 것은 금
   물이다. 되도록 두피에 손을 대지 말고 물로만 씻
   어낸다.

② 물로 깨끗이 씻은 후에 아주 소량의 샴푸로 머리
   를 감고 다시 물로 충분히 헹군다. 거품이 거의
   일지 않겠지만 그래도 상관없다.

③ 다시 아주 소량의 샴푸로 머리를 감고 물로 충분
   히 헹군다. 이번에는 거품이 조금 생길 것이다.

④ 또다시 아주 소량의 샴푸로 머리를 감는다. 이 단
   계에서는 거품이 잘 일 것이다. 충분히 거품을 낸
   후에 되도록 두피에 손을 대지 말고 모발과 거품
   을 쿠션 삼아 두피 전체를 흔들듯 깨끗이 씻는다.
   그런 다음 약 3분 동안 충분히 헹군다.

⑤ 소량의 린스 혹은 컨디셔너를 손에 덜어 모발 표
면에만 바르고 나서 바로 헹군다.


## 매끈한 발뒤꿈치를 만드는 방법


_____ 의외라고 생각할지도 모르지만 발뒤꿈치에 관
한 질문 역시 은근히 많다. 발뒤꿈치는 머리에서 가장
멀리 떨어진 곳에 있다. 그래서인지 소홀히 다루기 쉬
운 신체 부위다. 하지만 '강을 세운다'는 의미에서는 귀
나 목덜미와 마찬가지로 매우 중요한 부위다.

원래 사람의 외피는 한 장의 가죽으로 이루어졌다.
발뒤꿈치는 두피처럼 몸의 끝부분에 있기 때문에 주변
근육에 의해서 당겨져 딱딱해지기 쉽다. 발뒤꿈치가 딱
딱하게 굳으면 당연히 림프의 흐름은 나빠진다. 딱딱하
게 굳은 발뒤꿈치는 경직된 근육과 같아서 주물러도 부
드러워지지 않는다. 오히려 주무르면 주무를수록 더 딱
딱해질 뿐이다. 털깎기를 무서워하는 양을 우리에서 강

제로 끌어내려고 하면 극렬히 저항하는 것처럼 딱딱해진 발뒤꿈치를 주무르면 도리어 역효과만 난다.

그럼 부드러운 발뒤꿈치를 만들려면 어떻게 하면 될까? 주변 근육을 풀어주고 발뒤꿈치를 가볍게 만지기만 하면 된다. 매끈한 발뒤꿈치를 만드는 방법은 다음과 같다.

① 거품망을 사용해 비누 거품을 낸 후 피부를 지나치게 만지지 않도록 주의하며 풍성한 거품으로 깨끗이 씻는다.

② 다섯 번 정도 씻고 헹구기를 반복한다. 그러면 발뒤꿈치가 바로 보들보들해진다.

발뒤꿈치를 때수건 등으로 문지르면 피부 표면에 상처가 생기고 딱딱해진 부분이 수분을 흡수해서 붓게 된다. 발뒤꿈치를 아무리 깨끗이 씻어도 손톱으로 긁으면 하얀 각질이 떨어져 고민하는 사람이 많을 텐데, 이는 씻는 방법이 잘못됐기 때문이다.

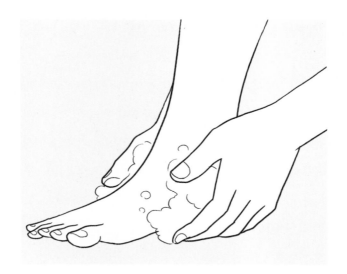

발뒤꿈치를 문지르며 씻으면 각질층은 손상되고 딱
딱해진 각질은 부풀어 올라 뚝뚝 떨어지게 된다. 그로
인해 발뒤꿈치가 갈라지고 섬유가 파괴되어 더 딱딱해
지는 것이다. 발뒤꿈치를 부드럽게 씻으면 피부 표면이
보들보들해져 더 이상 각질이 떨어지지 않게 된다. 일주
일 정도 꾸준히 하면 매끈한 발뒤꿈치를 가질 수 있다.

## 치아가 상하지 않게 이 닦는 방법

_____  앞서 언급했듯이 대부분의 치약에는 라우릴황산나트륨이 포함되어 있다. 이 성분이 우리의 입안으로 들어간다고 생각하면 등골이 오싹할 것이다. 라우릴황산나트륨이 들어 있지 않은 고가의 치약을 사용해도 되지만 이 닦는 방법을 바꾸기만 해도 라우릴황산나트륨의 악영향으로부터 우리 몸을 보호할 수 있다. 구체적인 방법은 다음과 같다.

① 먼저 물로만 이를 닦는다. 치아의 오염 물질을 물로만 닦아내되 칫솔로 세게 문지르지 말고 칫솔모의 끝을 흔들듯이 닦는다.
② 물로 깨끗이 닦은 후에 아주 소량의 치약으로 이를 닦은 다음 다시 물로 닦고 헹군다. 이때 거품이 일지 않아도 된다.
③ 다시 한 번 아주 소량의 치약으로 이를 닦은 다음 다시 물로 닦고 헹군다.

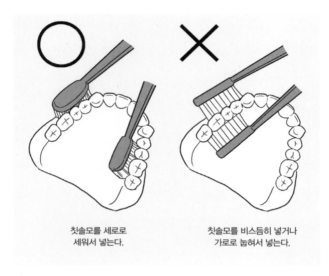

칫솔모를 세로로
세워서 넣는다.

칫솔모를 비스듬히 넣거나
가로로 눕혀서 넣는다.

④ 거품이 일지 않는다고 느껴질 때까지 물로 닦고
　 헹군다.

이런 식으로 이를 닦으면 치약에 들어간 많은 연마제
와 발포제가 몸에 미치는 악영향에서 벗어날 수 있다.
다만 치아의 오염 물질을 깨끗이 닦아내지 않으면 치아
손상을 촉진시키기 때문에 주의해야 한다.

　그럼 치아의 어느 부위를 어떻게 닦으면 좋을까? 가

장 잘 닦아야 하는 부위는 이와 이 사이다. 이곳에 칫솔모의 끝을 넣어 닦도록 한다. 이때 칫솔모는 세로로 세워서 넣는다. 입 안쪽을 닦을 때도 칫솔모를 세워서 넣는다.

이 사이를 깨끗하게 닦으면 잇몸은 닦을 필요가 없다. 참고로 양치질은 하루에 여러 번 해도 상관없는데, 기상 시와 취침 전에는 시간을 들여서 천천히 닦고 식후에는 가볍게 닦으면 청결한 상태를 유지할 수 있다.

## 피로를 쌓아두지 않는 방법

───── 지금까지 다양한 셀프 케어법을 살펴보았다. '할 게 너무 많아 다 기억하지 못한다'는 분도 있을 것이다. 그런 분들은 무리해서 외우려고 하지 말고 이 책을 참고하면서 실천하면 된다. 그러는 사이에 몸이 저절로 기억할 것이다.

마지막으로 아주 간단해서 외우기 쉬운 '사토식 림프 케어'의 가장 초보적인 방법을 소개하겠다. '누워서 하는 림프 케어'는 '귓불 돌리기'의 요약판이라고 할 수 있지만 효과는 전혀 줄어들지 않는다. 효과를 바로 실감해보자.

# 눈 주변 근육 풀기

눈 주변의 근육을 자극해 피로감을 줄이는 방법이다.

{ 효능 }

눈의 피로감 해소, 시원한 눈매를 만듦

① 오른손을 왼쪽 이마에 댄다. 이때 눈썹 위에 새끼손가락이 오도록 한다.

② 눈 앞머리가 내려가고 눈꼬리가 올라가도록 손을 아주 조금만 기울인다.

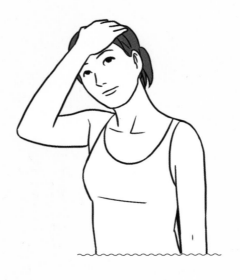

1

2 시선은 비스듬히 위를 향하고
왼손으로 귓불을 약한 힘으로 4회 돌린다.

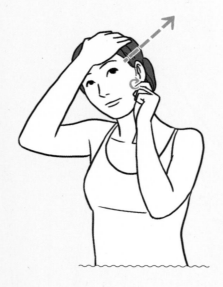

3 손을 바꿔 반대쪽도 같은 방법으로 한다.

# 누워서 하는
# 림프 케어

어깨 근육을 부드럽게 해 어깨 결림을 풀어주는 방법이다.

────────────── { 효능 } ──────────────

상쾌한 아침을 맞을 수 있음, 어깨 결림 해소

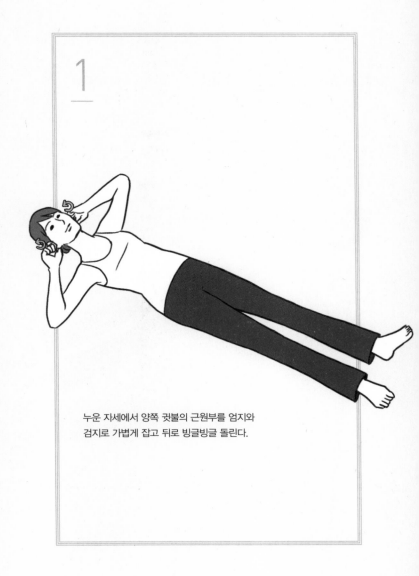

1

누운 자세에서 양쪽 귓불의 근원부를 엄지와
검지로 가볍게 잡고 뒤로 빙글빙글 돌린다.

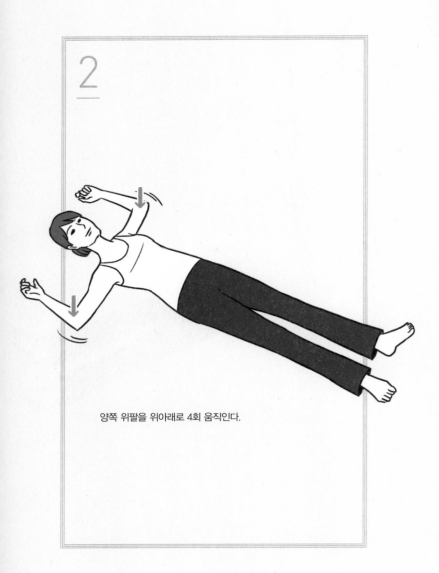

양쪽 위팔을 위아래로 4회 움직인다.

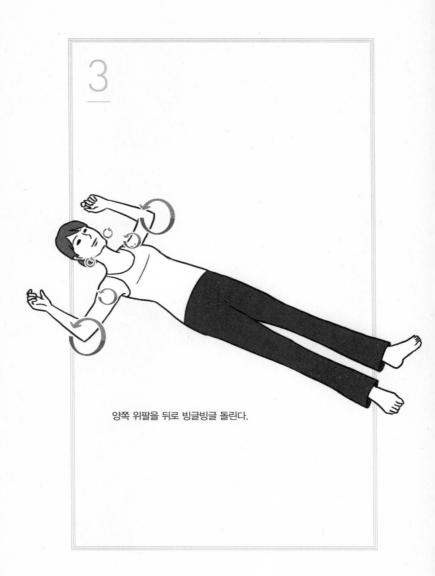

3

양쪽 위팔을 뒤로 빙글빙글 돌린다.

# 다리 부종을
# 없애는 방법

발의 피로감을 줄이고 전신이 가벼워지는 방법이다.

전신 부종 완화, 발의 피로감 경감

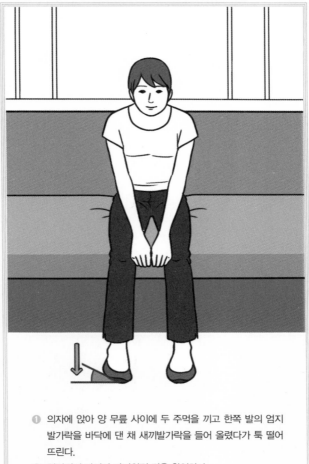

① 의자에 앉아 양 무릎 사이에 두 주먹을 끼고 한쪽 발의 엄지 발가락을 바닥에 댄 채 새끼발가락을 들어 올렸다가 툭 떨어 뜨린다.

② 일어서서 다리가 가벼워진 것을 확인한다.

③ 양쪽 다리를 번갈아가며 몇 차례 실시한다.

상처는 소독하면 안 된다는 이야기를 들은 적이 있는가? 상처를 소독하면 소독제가 상처를 낫게 하려고 애쓰는 백혈구, 피부 조직, 섬유아세포를 죽이고 만다. 또한 피부를 보호하는 선옥균을 죽일 뿐만 아니라 건강한 피부까지 손상을 입게 된다. 현재 의학계에서는 상처는 소독하면 안 된다는 것이 상식이 되었다. 상처 부위를 청결하게 유지할 필요는 있으나 소독할 필요는 없다.

'상처는 반드시 소독해야 한다', '마라톤 중에 물을 마시지 마라', '토끼뜀뛰기는 근력 강화에 효과적이다', '야구를 하려면 어깨를 차게 해서는 안 된다' 등이 상식이던 시대가 존재했던 것처럼 시대가 변하면 상식도 변하기 마련이다.

어깨 결림과 허리 통증을 해소하는 데에는 마사지,

근육 트레이닝, 스트레칭이 효과적이라는 것이 지금의 상식이다. 하지만 나는 근육 통증을 해소하기 위해서는 근육을 주무르거나 누르거나 잡아당기면 안 된다는 것이 '상식'이 되는 날까지 지금의 상식이 틀렸다고 계속 주장할 생각이다. 열심히 노력하지 않고 힘을 주지 않는 것이 중요하다. 검은 말이 순식간에 흰 말로 바뀌는 오셀로 게임의 종반전처럼 언젠가는 지금의 상식이 변할 거라고 믿는다.

이 책에 기술된 근육을 풀어주는 방법들을 올바르게 실천한다면 놀랄 만큼의 효과를 얻을 수 있다. 근육을 부드럽게 이완시키는 데 그치지 않고 말랑말랑하게 만들 것이다. '근육 풀기'와의 만남을 오래도록 유지해준다면 그보다 더 기쁜 일은 없을 것이다.

**옮긴이 최말숙**

일본 도쿄 가쿠게이대학교 국제학부 아시아연구학과를 졸업한 뒤 내비게이션 소프트웨어 개발 기업과 일본계 무역 상사에서 근무하며 통·번역 및 관리 업무를 했다. 글밥아카데미 일본어 출판 번역 과정을 수료한 후 현재는 바른번역에 소속되어 출판 번역가로 활동 중이다. 옮긴 책으로는 『도쿄대 교양학부 생각하는 힘의 교실』, 『질 마사지로 몸의 변화가 시작됐습니다』, 『더 없이 홀가분한 죽음』, 『부모라면 반드시 바꿔줘야 할 36가지 나쁜 습관』 등이 있다.

평생 통증 없는 몸을 만드는 하루 5분 근육 풀기

# 근육에 힘 좀 빼고 삽시다

**초판 1쇄 발행** 2020년 5월 18일
**초판 2쇄 발행** 2020년 6월 8일

**지은이** 사토 세이지
**옮긴이** 최말숙
**펴낸이** 김선준

**기획편집** 마수미
**편집1팀** 배윤주
**디자인** 김세민
**마케팅** 권두리, 조아란, 오창록, 유채원
**경영관리** 송현주
**외주 디자인** 정현옥

**펴낸곳** 포레스트북스 **출판등록** 2017년 9월 15일 제 2017-000326호
**주소** 서울시 강서구 양천로 551-17 한화비즈메트로1차 1306호
**전화** 02) 332-5855 **팩스** 02) 332-5856
**홈페이지** www.forestbooks.co.kr **이메일** forest@forestbooks.co.kr
**종이·출력·인쇄·후가공·제본** (주)현문

ISBN 979-11-89584-64-1 (03510)

포레스트북스(FORESTBOOKS)는 독자 여러분의 책에 관한 아이디어와 원고 투고를 기다리고 있습니다. 책 출간을 원하시는 분은 이메일 writer@forestbooks.co.kr로 간단한 개요와 취지, 연락처 등을 보내주세요. '독자의 꿈이 이뤄지는 숲, 포레스트북스'에서 작가의 꿈을 이루세요.